JAAP HUIBERS

KRÄUTER
FÜR
DEN SCHLAF

Heilkräuter,
Homöopathie und
unsere tägliche Nahrung
als Therapie
bei Schlafstörungen

Mit Illustrationen
von Gerry Daamen

AURUM VERLAG
FREIBURG IM BREISGAU

Der Titel der bei Uitgeverij Ankh-Hermes bv, Deventer, erschienenen holländischen Originalausgabe lautet: KRUIDEN OM TE SLAPEN.
Die deutsche Übersetzung besorgte ruth-elisabeth.

CIP-Kurztitelaufnahme der Deutschen Bibliothek

Huibers, Jaap:
Kräuter für den Schlaf: Heilkräuter, Homöopathie u. unsere tägl. Nahrung als Therapie bei Schlafstörungen / Jaap Huibers. [Die dt. Übers. besorgte ruth-elisabeth].
– 3. Aufl. – Freiburg im Breisgau: Aurum Verlag, 1988.
Einheitssacht.: Kruiden om te slapen ⟨dt.⟩
ISBN 3-591-08047-0

1. Auflage 1977
2. Auflage 1979
3. Auflage 1988
ISBN 3 591 08047 0
© 1976 Uitgeverij Ankh-Hermes bv, Deventer.
© der deutschen Ausgabe 1977
by Aurum Verlag GmbH & Co KG,
Freiburg im Breisgau.
Alle Rechte vorbehalten.
Gesamtherstellung:
Benziger AG, Graphisches Unternehmen,
Einsiedeln/Schweiz.
Printed in Switzerland.

Inhalt

Einleitung

Die Welt, in der wir leben, ist für viele derart frustrierend, daß sie darüber nächtelang wachliegen. Anstrengung, Hetze, Existenzkampf, Sorgen, sonstige Probleme und zahlreiche andere Dinge bedrücken den Menschen.

Man lebt nicht gesund, folglich schläft man auch nicht gesund. Im Grunde ist damit schon alles gesagt: Ändern Sie Ihre Lebensweise, und schlafen Sie dann gesund! Freilich, das ist leichter gesagt als getan. Nicht jedem erlauben es die äußeren Umstände, einfach seine – meist in einem jahrelangen Prozeß entwickelte – Lebensweise zu ändern. Das hindert freilich nicht daran, ein nettes Büchlein über Kräuter für den Schlaf zu schreiben. Aber es muß dabei gleichzeitig betont werden, daß diese Pflanzen auch nur Behelfsmittel sind, wenn man nicht bereit ist, die eigentlichen Ursachen der Schlaflosigkeit zu suchen und ihnen zu Leibe zu rücken. Während der „Überbrückungsperiode" leisten uns die Heilpflanzen allerdings gute Dienste. Sie stärken uns das Rückgrat und sind dabei wesentlich unschädlicher (um nicht zu sagen schadlos) für unsere ganze körperliche Verfassung als die meisten im Handel erhältlichen Schlafmittel.

Es ist natürlich einfach, zum Drogisten oder zum Apotheker zu gehen und sich ein Schlafpülverchen zu besorgen. Bedauerlicherweise ist ein Großteil dieser Medikamente rezeptfrei – und die Versuchung infolgedessen groß.

Eine Gefahr, die der Gebrauch handelsüblicher Schlafmittel mit sich bringt, zeigt sich deutlich an den vielen Fällen von Gewöhnung, ja Süchtigkeit, die im Laufe der Zeit auftreten.

Schläft man einmal nicht sofort ein, greift man

rasch zur Tablette, und die Sache hat sich. Das sollte man besser bleiben lassen. Und ich halte es auch für sehr bedenklich, daß man in den Krankenhäusern gewöhnlich recht großzügig mit den verschiedensten Schlafmitteln umgeht, sie sogar vielfach den Patienten direkt aufdrängt, wenn sie nicht einschlafen können.

Statt sich der eigentlichen Ursachen bewußt zu werden, sucht man – zumeist aus Bequemlichkeit – einen Ausweg in der Betäubung. Es ist unverständlich, wie Ärzte eine solche Entwicklung billigen können! Gerade sie sollten doch wissen, wie außerordentlich schädlich es ist, wenn der Mensch durch irgendwelche Präparate in einen Zustand der „Scheinwirklichkeit" versetzt wird. Es verhält sich bei vielen Schlafmitteln nämlich wie bei anderen die Wirklichkeit verschleiernden Mitteln: Eine bestimmte Substanz wird zur Lebensnotwendigkeit.

Dieser ganze Komplex vollzieht sich analog den gesellschaftlichen Prozessen. Die Zeit, in der wir leben, zeichnet sich nicht gerade durch besondere Menschlichkeit aus. Der Mensch ist – sofern er sich dem nicht bewußt widersetzt – zu einer Maschine geworden, zu einem funktional einsetzbaren Objekt. Und seine gesellschaftlich nutzbaren Anlagen und Fertigkeiten sind vielfach zum Maßstab seiner Wertschätzung geworden. Im Menschen steckt allerdings mehr. Er ist zum *Leben* geboren. Das ist von tieferer Bedeutung, als man auf den ersten Blick meint. Gegen das Leben versündigen wir uns aber derzeit ganz gewaltig – um nicht zu sagen, wir sind kräftig dabei, unser Leben zu zerstören. Wenn man sich die Leute anhört, findet man bald heraus, daß ihnen „die schrecklichsten Dinge" den Schlaf rauben: das Auto – der defekte Farbfernseher – die falsch angeschlossene Waschmaschine, für die die Garantiefrist schon abgelaufen ist – der

Winterurlaub, der aus finanziellen Gründen eigentlich nicht realisierbar wäre, und der Gedanke an die Nachbarn, die sich so einen Wintersport-Trip leisten können – die neuen Möbel des Kollegen – die um eine Nasenlänge verpaßte Beförderung usw. usw.

Seltsamerweise hört man nie von einem, der wachliegt, weil er nicht schlafen kann. Wäre dies aber der Fall, würde der Betreffende sofort einschlafen, weil er die Nichtigkeit all der Gedanken einsehen würde, die ihn wachhalten. Nichts ist absolut. Alles ist relativ.

Erkennen Sie die Relativität Ihrer persönlichen Probleme, und versuchen Sie die äußeren Umstände zu ändern, so daß das Bett wieder zur Ruhestätte werden kann, wo Körper und Geist neue Kraft schöpfen. Leben Sie Ihrer Wesensart gemäß, so daß Sie nicht in ein Spannungsfeld von Zwängen geraten, die Ihnen zusetzen. Schlafen Sie ruhig, geben Sie Körper und Geist die Möglichkeit, neue Energie aufzuladen, die Sie brauchen, wenn der nächste Tag ein „Sonnentag" für Sie werden soll.

Schlaf ist die wirkungsvollste Medizin, die uns die Natur bietet. Gesunder Schlaf vermag mehr zu bewerkstelligen als sämtliche Medikamente der Welt zusammen. Schlaf läßt den Menschen nämlich zu sich selbst kommen.

Versuchen Sie daher nie, auf unnatürliche Weise eine natürliche Situation herbeizuführen. Das kann nur unnatürliche Folgen haben. Der Mensch muß sich seines Menschseins wieder bewußt werden. Und das Menschsein ist eines der großen kosmischen Mysterien, die uns gegenwärtig abhanden zu kommen drohen. Jede Bewußtwerdung des persönlichen Menschseins kann nur zu einem erquickenden Schlaf führen. Genießen Sie dies! Sehnen Sie sich danach!

1. Schlaf als Heilmittel

Zum Verständnis dieses Kapitels müssen wir uns zunächst einmal mit dem natürlichen Rhythmus befassen. Das ist um so nötiger, als den meisten Menschen heutzutage dieses Thema ziemlich fremd ist oder sie sich doch zumindest kaum Gedanken darüber machen. Dabei handelt es sich im Grunde um den ganz normalen Lebensrhythmus, dem sich jeder Mensch anpassen sollte. Bedauerlicherweise haben wir jedoch unseren Verstand dazu mißbraucht, Dinge und Umstände zu schaffen, die uns befähigen, diesem Rhythmus zuwiderzuleben.

Wenn wir von dem Gedanken ausgehen, daß der Mensch ein natürlich (d. h. kosmisch) gebundenes Geschöpf ist, erscheint es nur selbstverständlich, daß er im Rahmen dieses natürlichen (also kosmischen) Schemas zu leben hat. Mit anderen Worten: Der Mensch sollte an sich – ganz wie die Pflanze oder das Tier – im Gleichtakt mit den naturgegebenen Gesetzmäßigkeiten leben.

Es bedarf keiner langen Überlegungen, um zu dem Schluß zu kommen, daß der Mensch längst davon abgekommen ist. Im Gegenteil, er ist von seiner Überlegenheit so überzeugt, daß er meint, sich ungestraft selbstgeschaffenen und eigenwilligen Gesetzen unterwerfen zu können. Ich denke z. B. an die in vielen Betrieben eingeführte „Schichtarbeit", bei der der Mensch seinen natürlichen Rhythmus dem eines Produktions- oder Dienstleistungsunternehmens opfert.

Ferner läßt sich feststellen, daß sich angesichts unserer Lebensweise bei vielen das „Zeitbewußtsein" verschoben hat. Im Kreise von Freunden und Bekannten kann beispielsweise eine so gute

Stimmung aufkommen, daß man darüber „die Zeit vergißt" und bis tief in die Nacht hinein aufbleibt. Man verabredet sich zu Geselligkeiten heute auch später, vielfach erst um neun Uhr abends. Die in Dunkelheit gehüllte Welt scheint auf den modernen Menschen einen besonderen Reiz auszuüben. Es gibt Dinge, die bei Tage verrichtet werden, und Aktivitäten, denen helles Licht abträglich ist, so daß sie erst spätabends oder nachts entwickelt werden.

Am besten versuchen wir uns einmal anhand eines Etmals einen Überblick zu verschaffen. Dazu müssen wir uns vor Augen halten, daß es einen Unterschied zwischen Tag und Nacht gibt. Er kommt dadurch zustande, daß die Sonne während der einen Phase des Etmals für uns sichtbar ist, während der anderen nicht.

Auf den ersten Blick scheint das ganz einfach. Wir wissen es im Grunde alle. Von dem tieferen Sinn beginnen wir allerdings erst etwas zu ahnen, wenn wir uns der „Sonnenkraft" bewußt werden. Denn die Sonne ist ja eigentlich nicht nur Lichtquelle, sondern auch Spenderin der Lebensenergie. Es würde den Rahmen dieses Büchleins sprengen, wollten wir uns hier ausführlicher mit der tieferen Bedeutung der Sonne befassen. Es ist hier nur erforderlich, daß wir uns die Unverzichtbarkeit der Sonnenenergie vor Augen halten. Denn die Sonnenkraft unterstützt uns ja in unserem „Tat-Leben".

Die Sonnenenergie gibt uns die Möglichkeit der täglichen Inkarnation und befähigt uns zum Wiederaufbau. Die Inkarnations- oder Aufbauphase beginnt mit dem Moment, da die Sonne aufgeht, und endet, wenn sie ihren höchsten Stand erreicht hat (12 Uhr mittags). Während dieses Zeitabschnitts müssen wir initiativ werden, aufbauen, handeln und gestalten. Der Mensch ist dann schöpferisch und praktisch tätig. Es ist die Periode des Etmals, während der man sich mit der Materie (dem Stoff) befaßt. Nach der chinesischen Philosophie entspricht sie dem Begriff *Yang*. Ab 12 Uhr findet dann die Sonnenwende statt, die Sonne überschreitet den Zenit. Während dieser Zeit ruht eigentlich alles. Das mittägliche Nickerchen, in den südlichen Ländern als Siesta bekannt, ist also nicht von ungefähr.

Zwischen 13 und 15 Uhr senkt sich dann die Sonne wieder. Diese Periode entspricht dem Geist. Eine Phase der Besinnung folgt den vormittäglichen Aktivitäten. Während dieser Stunden widmet man sich nicht so sehr dem Handeln, der Materie, sondern vertieft sich in Abstraktionen.

Diese beiden Tagesabschnitte lassen sich mit zwei Worten kennzeichnen: *Tat* und *Besinnung*.

Wenige Stunden nachdem die Sonne untergegangen ist, beginnt die Periode der Läuterung, die *Yin*-Phase. In ihr muß der Mensch Kräfte „aufladen", um für die nächste „Bewußtseins-Periode" wieder gewappnet zu sein.

Während dieser Reinigungsperiode spielt die Leber eine wesentliche Rolle. Das ist einleuchtend, wenn man bedenkt, daß die Leber zu unseren wichtigsten Entschlackungsorganen zählt. Es ist daher verhängnisvoll, kurz vor dem Schlafengehen noch einmal ausgiebig zu essen. Selbst die sich großer Beliebtheit erfreuenden Spätimbisse beeinträchtigen den während des Schlafes stattfindenden Reinigungsprozeß.

Diese Gedanken finden wir im täglichen Leben nicht selten bestätigt. Wie oft hören wir beispielsweise von kranken oder schwachen Menschen, die kurz vor Sonnenaufgang sterben. Sie sind dann häufig nach durchwachter Nacht total erschöpft; die Sonnenenergie ist aufgezehrt, ohne daß der Betreffende einen Reinigungsprozeß hätte durchmachen können, nach dem er imstande gewesen wäre, neue Sonnenenergie und damit neue Kraft zu schöpfen. Traditionsgemäß werden auch Todesurteile kurz vor Sonnenaufgang vollstreckt. Weiterhin erlebt man häufig, daß jemand – etwa ein Kranker –, der die ganze Nacht wachgelegen hat, erst einschläft, wenn es hell zu werden beginnt. Die Sonne gibt uns also offensichtlich nicht nur Licht.

Diese Ausführungen zeigen deutlich, wie außerordentlich wichtig die Läuterungsperiode für den Menschen ist. Wer sich auf richtige Art und Weise „reinigt", entledigt sich schädlicher Stoffe und befähigt dadurch den Körper, neue Energie „aufzutanken".

Es liegt somit auf der Hand, daß die Schlafperiode (d. h. die Reinigungsphase) heilsam sein kann. Heißt es nicht am Krankenbett immer wieder: „Nur gut, daß er jetzt endlich schläft"? Im Unterbewußtsein fühlen wir offenbar, daß Schlaf zur Genesung beiträgt.

Wenn man müde ist, geht man schlafen. Die Müdigkeit rührt von den vielen Eindrücken her, die man während der „Bewußtseinsperiode" aufzunehmen hat. Mit Hilfe eines erquickenden Schlafes läßt sich das Überangebot an Eindrücken regulieren, so daß dem Körper dann die Möglichkeit gegeben ist, der Aufbauphase wieder zugänglich zu sein.

Wenn nun der Mensch seine Reinigungsperiode verlagert, indem er beispielsweise zu spät zu Bett geht, steht er am nächsten Morgen mit unzureichend „entgiftetem" Körper auf. Sein Blut enthält dann noch viele Schlacken, und er ist außerstande, die tägliche Inkarnation zu vollziehen.

Erkennen Sie den tieferen Sinn des Schlafes, und leben Sie gesund, d. h. im Rhythmus (und zwar im natürlichen Rhythmus) des Menschen.

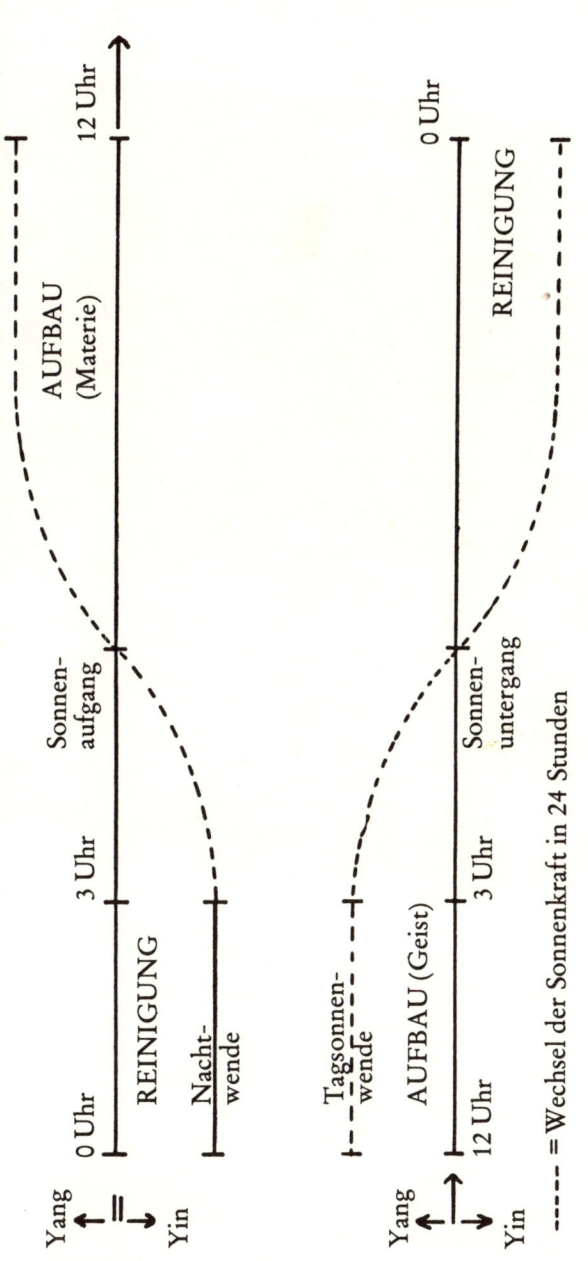

Wechsel der Sonnenkraft in 24 Stunden

2. Der Mensch und seine Bipolarität

Die Zahl zwei spielt beim Menschen eine besondere Rolle. Sie symbolisiert ja seine wichtigste Fähigkeit, nämlich die zu *wählen*. Dadurch unterscheidet sich der Mensch vom Tier. Der Mensch ist also imstande, sich bei mehreren gegebenen Möglichkeiten für eine zu entscheiden, beispielsweise indem er durch Nachdenken Vor- und Nachteile gegeneinander abwägt.

In allen Kulturepochen finden wir Bipolarität. Schon in der Schöpfungsgeschichte heißt es: „Es ist nicht gut, daß der Mensch allein sei." Damit war die menschliche Zwei-Einheit geboren: Mann und Frau. Das ist eine natürliche, uns aus der Pflanzen- und Tierwelt bekannte Tatsache.

Eine Zweipoligkeit finden wir im Laufe der Jahrhunderte auch in anderer Hinsicht. Am bekanntesten dürfte in unserem abendländischen Denken der bipolare Begriff *gut* und *böse* sein. Darauf basiert unser ganzes Rechtssystem. Und in den verschiedensten Abwandlungen finden wir Bipolarität überall in unserem täglichen Leben. So unterscheiden wir beispielsweise zwischen schön und häßlich, warm und kalt, zart und grob, gefügig und widerstrebend etc. Im gesamten Naturgeschehen (d. h. im kosmischen Geschehen), in das ja auch der Mensch einbezogen ist, finden wir gleichfalls diese Zweipoligkeit.

In der chinesischen Philosophie wird die Bipolarität durch die heute weltbekannten Begriffe *Yin* und *Yang* ausgedrückt. Sie stellen die beiden Symbole eines Grundschemas dar.

Wir wollen diese Begriffe einmal genauer betrachten und ihnen eine Anzahl von Ausdrucksformen oder Wesenszügen zuordnen.

Yang: Alle Yang-Prozesse sind *Aufbau*-Vorgänge. Yang bedeutet Ausstrahlung, entspricht also – anders ausgedrückt – der Zentrifugalwirkung. Alle Yang-Prozesse gehören zum zunehmenden Mond, sind *Wachstum*. Psychologisch kann man beim Menschen vom extravertierten Typ sprechen. Der alten Konstitutionstypenlehre zufolge (die nach wie vor aktuell ist!) sind Choleriker und Sanguiniker yangbezogen.

Der Yang-Typ ergreift die Initiative, organisiert, propagiert usw.

Yin: Alle Yin-Prozesse sind irgendwie mit dem Begriff „Reinigung" in Verbindung zu bringen, d. h. es handelt sich dabei um Vorgänge, die mehr nach innen gerichtet sind. Anstelle der Ausstrahlung steht die Anziehung und für die Fliehkraft die Zentripetalkraft. Statt Wachstum steht hier *Besinnung*. Aus psychologischer Sicht wird der phlegmatische und der melancholische Menschentyp zum Yin-Bild gezählt.

Der Yin-Typ meditiert, hört aufmerksam dem „Lehrer" zu, stellt Betrachtungen an usw.

Auf diese beiden Prinzipien stoßen wir im Leben immer wieder. Bestimmte Verhaltensweisen und Wesenszüge sind dem Yang zuzurechnen, andere dem Yin. Und diese Bipolarität spielt auch in unserem Lebensrhythmus eine große Rolle. Der Mensch besitzt nämlich ein *Tagesbewußtsein* (Yang) und ein *Nachtbewußtsein* (Yin).

Von entscheidender Bedeutung ist nun, daß die beiden Pole gleichgewichtig sein müssen (darauf beruht übrigens auch die Akupunkturbehandlung). Unser Schlaf ist für ein ausgeglichenes Nachtbewußtsein gewissermaßen „lebensnotwendig".

Das Tagesbewußtsein denkt in konkreten, mit den Sinnen wahrnehmbaren Kategorien.

Das Nachtbewußtsein denkt *bildhaft*. So nehmen ganz persönliche, im Unterbewußtsein verborgene Dinge in unseren Träumen Gestalt an. Und so, wie unser Tagesbewußtsein im *Gehirn* seinen Sitz hat, so wird unser Nachtbewußtsein von der *Leber* aus gesteuert.

Wir sollten uns folglich spätabends nicht zuviel stofflichen Ballast zuführen, da dann unsere Leber Fronarbeit leisten müßte. Es ist übrigens bekannt, daß Leute, die kurz vor dem Zubettgehen noch „tüchtig" essen, zumeist auch „tüchtig" träumen.

In diesem Zusammenhang ist eine Stelle in der Erzählung *Pieter Bas* von Godfried Bomans keineswegs unterzubewerten, wo drei Brüder (unter ihnen auch Pieter Bas), wenn sie abends noch einmal aufs Töpfchen gesetzt wurden, von der Haushälterin immer zu hören bekamen: „Es ziemt sich nicht für einen Christenmenschen, mit allerlei unrechtem Zeugs im Leibe zu Bette zu gehen." Möglicherweise war die Gute sich der tieferen Bedeutung ihrer Erklärung gar nicht bewußt.

Für ein ausgeglichenes Nachtbewußtsein ist unser Schlaf also von grundsätzlicher Bedeutung. Wenn der Mensch „funktionstüchtig" bleiben will, muß er in seinem Leben dem Schlaf auch den diesem gebührenden Platz einräumen.

Schlaf ist also keine notgedrungene Pause zwischen zwei Bewußtseinsphasen, sondern vielmehr eine Notwendigkeit für unser „anderes" Bewußtsein. Sobald man einem der beiden Pole nicht Genüge tut, gerät zwangsläufig der andere aus dem Gleichgewicht.

Wenn wir nun unseren Lebensrhythmus nach eigenen Vorstellungen und (fragwürdigen) Einsichten selbst bestimmen, können wir unter Umständen in einen Teufelskreis totalen Ungleichgewichts geraten. Schlaflosigkeit kann in diesem Fall nicht medikamentös (auch nicht durch Kräuter!) behoben werden. Statt dessen sollten die Betreffenden versuchen, ihre Lebensweise den Naturgesetzen anzupassen.

Das kann man freilich nicht von heute auf morgen. Mit festem Vorsatz und gutem Willen läßt es sich aber mit der Zeit erreichen, so daß man schließlich zu einem erquickenden Schlaf zurückfindet und dadurch auch tagsüber die nötige Ausgeglichenheit für das „Bewußtseinsleben" wiedererlangt.

Machen Sie sich diese Dinge einmal in aller Ruhe klar, und denken Sie darüber nach. Gestalten Sie dann Ihre Lebensgewohnheiten entsprechend um. Sie tun sich selbst und auch allen, die Ihnen ans Herz gewachsen sind, etwas Gutes damit an.

3. Verwendung von Heilkräutern

Die Heilwirkung von Pflanzen läßt sich in unterschiedlicher Weise nutzen. Man kann das frische Kraut verwenden oder auch das getrocknete, außerdem gibt es sogenannte Kräutertabletten, Kräutersalbe, man kann Kräuterdampfbäder nehmen u.a.m.

Wir wollen uns hier auf den Kräutertee (also einen Aufguß von getrockneten Pflanzen oder Pflanzenteilen) und die Kräutertinktur beschränken.

Vom Tee (häufig eine Mischung verschiedener getrockneter Kräuter) nehme man einen Eßlöffel auf einen halben Liter kochenden Wassers. Den Tee gebe man in ein *Keramik-* oder Prozellankännchen (auf gar keinen Fall in ein Metallgefäß, da dabei chemische Veränderungen eintreten können), übergieße ihn mit dem kochenden Wasser und lasse das Ganze 15 bis 20 Minuten ziehen. Dann siebe man die festen Teile ab und stelle den Durchguß, nachdem man ein Täßchen davon getrunken hat, kühl. Dadurch können Sie beispielsweise morgens schon die Gesamtmenge für den ganzen Tag bereiten. Trinken Sie Kräutertee eine Viertelstunde vor den Mahlzeiten oder eine halbe Stunde vor dem Schlafengehen. Mehr als drei oder vier Tassen täglich sind in der Regel nicht erforderlich. Von einer Kräutertinktur nehme man jeweils 5 bis 15 Tropfen in etwas Wasser.

Die genaue Dosierung, die weitgehend abhängig ist von der persönlichen Art und dem jeweiligen Temperament, muß man von Fall zu Fall selbst ermitteln. Auch für die Tinktur gilt als Einnahmezeit 15 bis 20 Minuten vor dem Essen oder eine halbe Stunde vor dem Zubettgehen.

Verwenden Sie Kräuter nie gewohnheitsmäßig, sondern nur, wenn Sie sie auch tatsächlich benötigen. Ein echtes Bedürfnis wird sich erst nach einer entsprechenden „Selbstbeobachtung" einstellen.

Auch hier gilt wieder: Je natürlicher Sie leben, desto verläßlicher werden die Ihnen von Ihrem Körper gegebenen Hinweise sein. Wenn Sie Zweifel an der Verwendung des einen oder anderen Krautes haben, ziehen Sie am besten einen Fachmann hinzu. Scheuen Sie sich nicht, auch einmal ein Kraut versuchsweise auf seine Wirkung hin zu prüfen. Hilft es schon nicht, so fügt es Ihnen doch auch keinen Schaden zu.

Versuchen Sie – insbesondere bei Schlafstörungen –, von dem Gedanken abzukommen, Kräuter seien ein „Ersatz" für ein pharmazeutisches Industrieprodukt, beispielsweise Schlaftabletten. Wenn Sie nicht bereit sind, der eigentlichen Ursache der Schlaflosigkeit auf den Grund zu gehen und sie auszuräumen, werden auch Kräuter nicht zu dem erhofften Erfolg führen. Trachten Sie, im Hinblick auf die Verwendung von Kräutern zu einer persönlichen Einsicht zu kommen, und halten Sie sich nicht an starre Dosierungsvorschriften, sondern versuchen Sie *selbst*, die richtige Menge und Häufigkeit für Ihre persönliche Situation herauszufinden. Wenn Sie sich darüber klargeworden sind, wird der Erfolg nicht ausbleiben.

4. Einige Heilpflanzen zur Förderung des Schlafprozesses

Melisse (Melissa officinalis)

Melisse paßt zu den sanften Menschen (aus astrologischer Sicht der Venus-Typ). Ihnen sagt man nach, sie „könnten keiner Fliege etwas zuleide tun". Es sind Menschen, die aus ihrem inneren Gleichgewicht geraten, wenn das Verhältnis zu ihren Mitmenschen (Bindung) gestört zu werden droht. In unserer gegenwärtigen Gesellschaftsform zeigt sich die Verletzlichkeit des Melisse-Typs immer wieder. Wo wird denn heute noch Bindung und Liebe gewürdigt? Persönliche Interessen stehen doch meistens im Vordergrund!

Melisse ist stark *kupfer*haltig. Nun entspricht Kupfer merkwürdigerweise (der Alchimie zufolge) dem Planeten Venus, d. h. dem Schema, das wir mit dem Wort „Bindung" umschreiben können.

Auch im Alltagsleben gibt es dafür zahlreiche Beispiele, so die aus Kupfer gefertigten „Verbindungswege" wie mancherorts Wasserleitungsrohre oder elektrische Leitungen.

Wenn der oben geschilderte Menschentyp auf so schroffe Lebensumstände stößt, wie sie heute herrschen, gerät er leicht aus seinem inneren Gleichgewicht. Das kann Folgen nervöser Art haben. Eines der häufigsten Übel ist die Schlaflosigkeit. Man wird durch die Umstände dermaßen verwirrt, daß man die Bindung an das eigene Rhythmusschema einzubüßen droht.

In allen Fällen von Schlaflosigkeit oben beschrie-

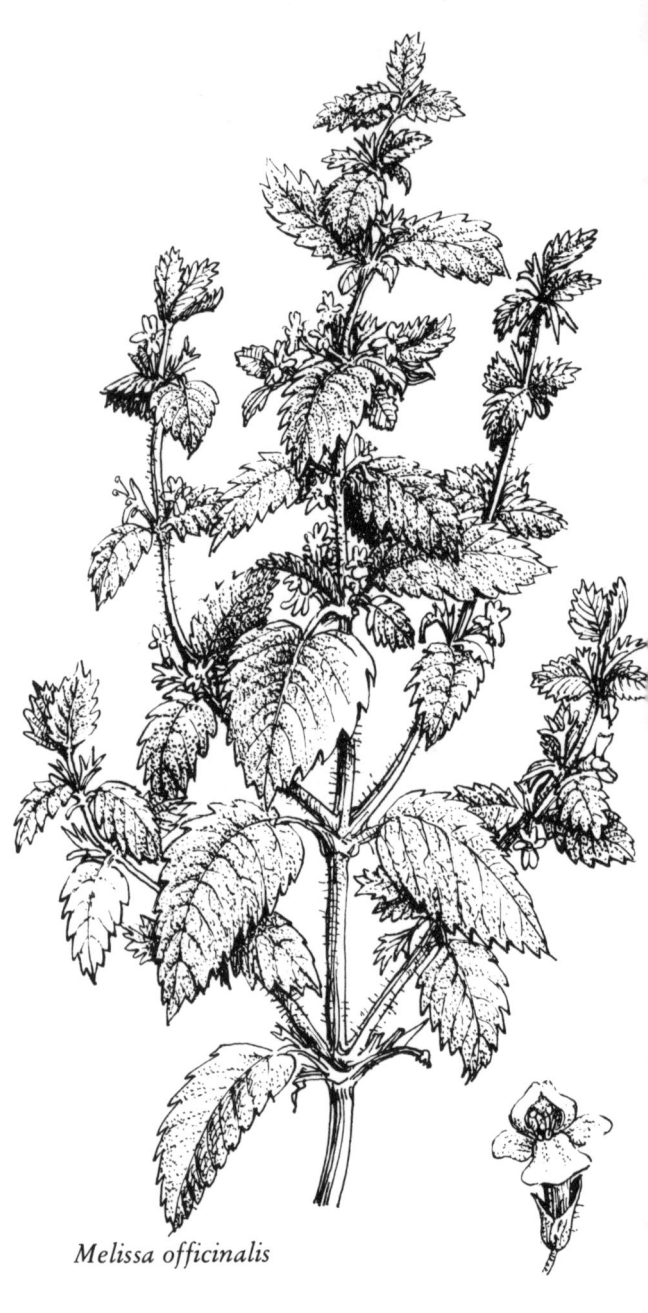

Melissa officinalis

bener Art kann man von der Melisse gute Erfolge erwarten.

Nehmen Sie in Krisenzeiten dreimal täglich 10 bis 15 Tropfen Tinktur und vor dem Zubettgehen nochmals 15 bis 20 Tropfen. Bei unerwarteten Kontaktschwierigkeiten, die Schlaflosigkeit zur Folge haben, nehme man 15 bis 20 Tropfen Melissetinktur vor dem Schlafengehen. Bleiben die Umstände so, daß hinsichtlich der Bindungskonflikte in absehbarer Zeit keine Lösung zu erwarten ist, kann man die Melisse eventuell mit homöopathischem Kupfer (Cuprum D 12 oder D 30) ergänzen. Mehr darüber im 5. Kapitel.

Hopfen (Humulus lupulus)

Daß Hopfen einschläfernd wirkt, ist bereits seit dem Mittelalter bekannt.

So wie wir das bei jeder Pflanze tun sollten, müssen wir uns auch hier fragen: Zu welchem Menschentyp und zu welcher Situation paßt Hopfen? Denn es ist so, daß eine Pflanze, die bei der einen Person schlaffördernd wirkt, auf die andere eine entgegengesetzte Wirkung ausüben kann.

Zur Verdeutlichung dieser Relationen müssen wir uns ein wenig mehr mit dem Namen der Pflanze – mit dem Wort „Hopfen" – beschäftigen.

H. Kleijn berichtet darüber in seinem Buch *Planten en hun naam* (Pflanzen und ihre Namen): „Im Mittelhochdeutschen heißt die Pflanze ‚hoppen', was auf das Wort ‚heben', ‚aufheben', ‚erheben' zurückzuführen sein soll, weil sich die Pflanzenstengel nach oben ranken, sich gewissermaßen erheben."

Dieses „Sich-Hochwinden" der Stengel, dieses „Sich-Erheben" des Hopfens ist ein Fingerzeig. Diese Pflanze paßt zum Persönlichkeitsbild eines ganz bestimmten Menschentyps, zu dem Menschen, der einen unwiderstehlichen Drang zur Manifestation, ein starkes Geltungsbedürfnis verspürt und sich – wenn nötig auch zu Lasten anderer oder mit fremder Hilfe – beispielsweise im Beruf oder im gesellschaftlichen Leben „hocharbeitet".

Wenn man immer unter einem solchen inneren Zwang lebt, stets höher und höher hinaufstrebt, kann einem das schon mal eine schlaflose Nacht bereiten. Hopfen wirkt dann beruhigend.

Hopfen enthält reichlich Bitterstoffe. Und diese beeinflussen bekanntlich die Leber. Sie aktivieren sie und machen sie „funktionstüchtig". Wie

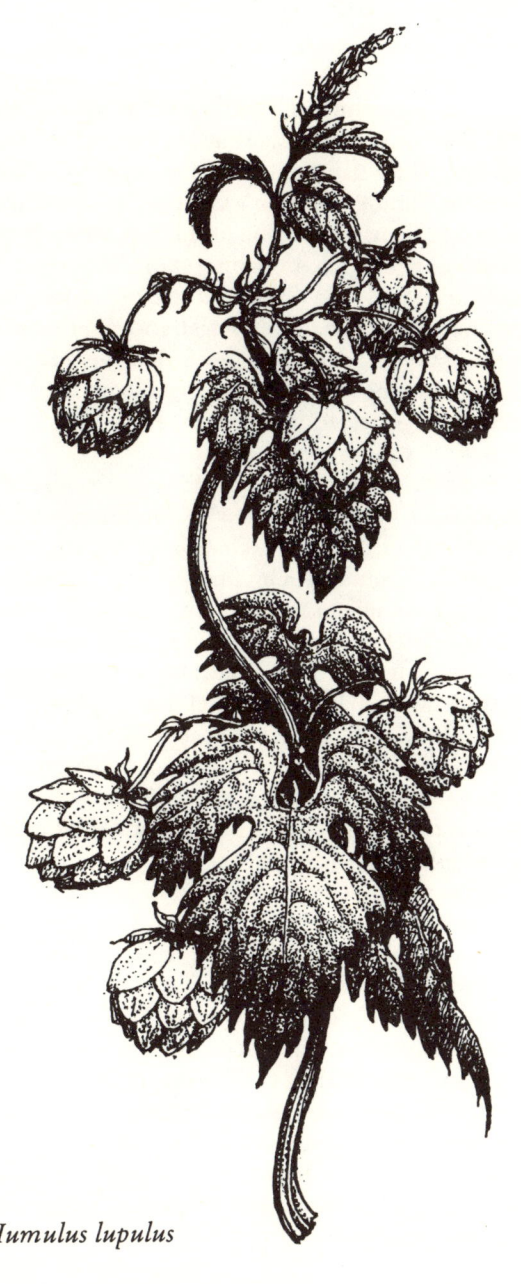

Humulus lupulus

bereits oben ausgeführt, steuert die Leber das „Nachtdenken". Auch dieses wird folglich vom Hopfen beeinflußt. Diese Wirkung paßt ebenfalls zum oben geschilderten Menschentyp. Der Streber lebt weitgehend im Bereich des „Tagdenkens" und gönnt sich nicht die Zeit zur Ruhe (d. h. zur Selbstbesinnung und Läuterung). Seine Überlegungen gehen dahin, daß Ruhe gleich Stillstand und der Stillstand einem Rückgang gleichzusetzen sei. Die Betreffenden erkennen nicht, daß die Ruhe (also der Schlaf) gerade eine Voraussetzung für eine ausgewogene Persönlichkeitsmanifestation, somit eigentlich das Fundament des Fortschritts ist.

Der oben beschriebene Typ verspürt vielfach auch im Liebesleben ein starkes Geltungsbedürfnis. Nicht nur in gesellschaftlicher Hinsicht ist der Betreffende folglich „überpotent", er will es auch auf sexuellem Gebiet sein. Hier hilft Hopfen gleichfalls, denn er gilt seit alters her als Antiaphrodisiakum (also als potenzdämpfendes Mittel). Wir sehen am Beispiel des Hopfens, wie ein Schema sich auf mannigfache Weise äußern kann – Äußerungsformen, die scheinbar nichts miteinander zu tun haben, die jedoch – wenn wir die Hintergründe ausleuchten – eng miteinander verknüpft sind.

Will man Tee von getrocknetem Hopfen bereiten, mischt man ihn am besten mit Goldrute und Kamille. Nehmen Sie dazu einen Teil Goldrute, einen Teil Kamille und drei Teile Hopfen, mischen Sie alles gut, und nehmen Sie davon dann einen Eßlöffel auf einen halben Liter kochenden Wassers. Wenn Sie bei sich eine Übereinstimmung mit dem oben beschriebenen Menschentyp feststellen können, tun Sie gut daran, vier Wochen lang täglich zwei bis drei Tassen dieses Tees zu trinken. Bei unerwarteten Schlafstörungen im Rahmen der geschilderten Umstände

kann man auch eine halbe Stunde vor dem Zubettgehen 5 bis 10 Tropfen Hopfentinktur nehmen.

Hopfen ist eine ganz besondere Pflanze, die dem
Menschen helfen kann, sein Geltungsbedürfnis
zu regulieren und positiv zu orientieren. Sie verleiht seiner Gesamtkonstitution ein gewisses
Gleichgewicht.

Dill (Anethum graveolens)

Dill ist ein Würzkraut, das häufig auch beim Einlegen von Gemüse, insbesondere Gurken und Tomaten (Samendolde) verwendet wird. Dill verleiht dem Eingelegten nicht nur einen besonders feinen Geschmack, sondern wirkt überdies auch gleichzeitig konservierend, d. h. erhöht die Haltbarkeit des Gemüses.

Dill paßt zu dem leicht etwas fade wirkenden, wenig energischen Menschentyp, der sich oft langweilt und sich für nichts groß interessiert. Die Betreffenden können sich nur schwer für etwas erwärmen. Dadurch haben sie gelegentlich auch das Gefühl des Unbefriedigtseins.

Schlaflosigkeit ist unter diesen Umständen darauf zurückzuführen, daß in der Yang-Phase (siehe 2. Kapitel) nicht aufgebaut wird, so daß in der Yin-Phase (der Schlafperiode) gar kein Bedürfnis nach Ruhe besteht. Die Betreffenden sind einfach zu schlapp, zu lahmselig und zu wenig energisch, um schlafen zu können.

So wie Dill an Geschmacksstoffen armes Gemüse würzt, so verleiht er dem oben geschilderten Menschentyp ein bißchen mehr „Farbe" und „Profil".

Die einschläfernde Wirkung des Dills ist vor allem der Tatsache zu verdanken, daß er (den man zu den sogenannten „wärmenden" Kräutern zählt) den Menschen wieder „warmlaufen" läßt und sein Interesse an einer Sache oder Person weckt.

Dill wirkt also belebend und aktiviert die Aufmerksamkeit. Versuchen Sie einmal diese – auf den ersten Blick etwas merkwürdig anmutende – Wirkung des Dills zu begreifen.

Man schläft wieder normal, wenn das Gleichgewicht zwischen Tun und Lassen wiederhergestellt ist. In einem gewissen Sinne ist Dill also

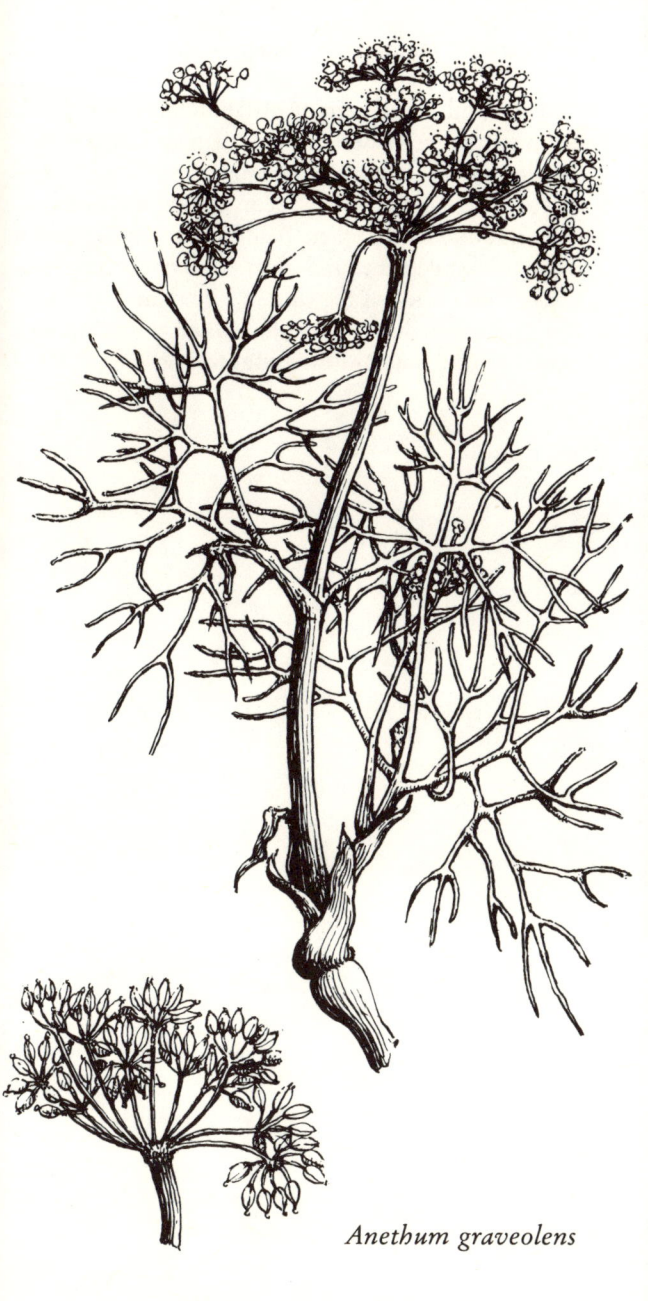

Anethum graveolens

anregend, wenngleich auch nicht „aufput-
schend".

Durch Dill wird die Aufnahmefähigkeit für
Sonnenkraft gefördert, so daß man an alle Dinge
wieder aufgeschlossener herangeht.

Stellen Sie mit Dill eine Teemischung aus einem
Teil Kamille, einem Teil Baldrian, einem halben
Teil Johanniskraut und drei Teilen Dillsamen
zusammen. Gießen Sie diesen Tee dann (wie im
3. Kapitel beschrieben) auf. Dilltee wirkt übrigens auch heilsam auf die Eingeweide.

Thymian (Thymus vulgaris)

Am bekanntesten ist Thymian für seine hervorragende schleimlösende Wirkung. Er wird gern bei Husten und Erkrankung der Luftwege verwendet. Manches Kind hat schon seine Heilkraft zu spüren bekommen. Er gehört ja zu den altbewährten Hausmitteln, die glücklicherweise bei vielen Müttern noch nicht in Vergessenheit geraten sind, so daß sie ihren Kindern während der naßkalten Jahreszeit bei einer sich anbahnenden Erkältung und/oder Husten Erleichterung verschaffen können.

Neben seinem großen Vorzug des Schleimlösens besitzt der Thymian auch noch einen etwas weniger bekannten; ich meine seine schlaffördernde Wirkung. Wir müssen uns freilich vor Augen halten, daß diese auch wieder nur in ein ganz bestimmtes Schema paßt – d. h. daß Thymian nicht in allen Fällen von Schlaflosigkeit den gewünschten Erfolg bringt.

Thymian paßt zu dem übereifrigen, bildungshungrigen „Denkerkopf-Typ". Es handelt sich dabei um Menschen (vielfach Kinder), die immer alles ganz genau *wissen* wollen. Unstillbare Wißbegierde bildet den Rahmen des Thymian-Schemas. Der „Denkpol" beherrscht also den „Lebenspol", wodurch der Betreffende dann aus dem inneren Gleichgewicht gerät. Das ständige intensive Denken wirkt sich verhängnisvoll auf das Einschlafen aus. Das geht häufig so weit, daß der Betreffende sich nicht einzuschlafen traut, weil er befürchtet, etwas zu versäumen. Unbewußt empfindet er die ihm während des Schlafes entgehende *Vernunfts*kontrollmöglichkeit als Handikap.

Diese Überbewertung des Denkpols beeinträchtigt ein richtiges, gleichmäßiges Atmen. Der Denker-Typ atmet im allgemeinen zu „hoch"

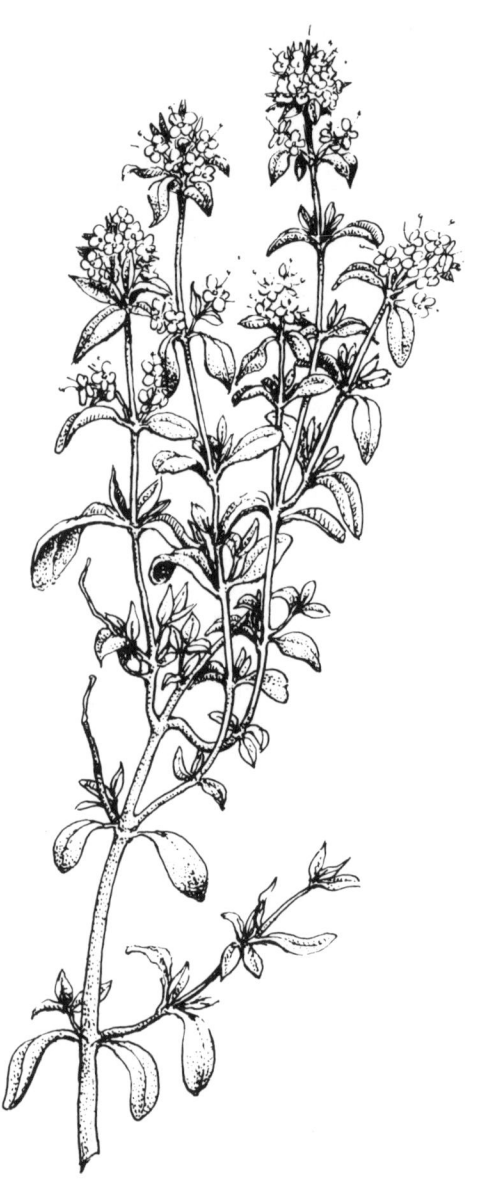

Thymus vulgaris

und dadurch unvollständig. Wir sehen also auch hier wieder, daß die Wirkung des Thymians auf unsere Luftwege nicht so merkwürdig ist, da unsere Atemfunktion mit dem oben beschriebenen Schema eng verknüpft ist.

Aus astrologischer Sicht ist das Schema in zwei „Urprinzipien" faßbar – es ist ein disharmonisches Zusammenwirken von Merkur (also Denken) einerseits und Saturn (also Gestaltung, folglich auch Begrenzung) andererseits.

Thymian verwenden Sie am besten als Teemischung, und zwar einen Teil Kamille, einen Teil Baldrian und drei Teile Thymian. Ein Eßlöffel hiervon wird in bereits beschriebener Weise aufgebrüht.

Untersuchen Sie sich selbst, d. h. *versuchen Sie etwas über sich selbst zu erfahren* (das paßt nämlich genau in dieses Schema), und heilen Sie sich selbst mit den Möglichkeiten, die Ihnen die Natur bietet.

Baldrian (Valeriana officinalis)
Quassiaholz (Quassia amara)

Baldriantropfen sind hinlänglich bekannt. In vielen Fällen von Nervosität hat sich Baldrian sehr gut bewährt. In dem Büchlein *Kräuter bei Streß und Nervosität* bin ich ausführlich auf die Wesensart dieser Pflanze eingegangen.

Das Quassiaholz ist hier weniger bekannt. Es gehört zur Familie der Bittereschengewächse (Simarubaceae) und kommt in Europa nicht vor, sondern ausschließlich in Westindien und Südamerika.

Die Kombination dieser beiden pflanzlichen Mittel entspricht ganz der im 2. Kapitel eingehender behandelten Bipolarität.

Baldrian wirkt auf den Denkprozeß ein, während Quassiaholz die Leber beeinflußt. Mit anderen Worten: Baldrian beruhigt das bewußte Denken (das Tagesbewußtsein), Quassia hingegen aktiviert die Leber, wodurch das Nachtbewußtsein belebt wird. Beachten Sie bitte, daß Baldrian zu solchen Menschen paßt, die die Vielfalt ihrer Gedankengänge nicht mehr zu ordnen vermögen und deren Beschwerden (Angst, Unruhe) in der Unfähigkeit wurzeln, unbewußte Traumgedanken verstandesmäßig zu ordnen. Baldrian bringt also die Gedankenwelt des Menschen durch seine bewußtmachende und ordnende Wirkung zur Ruhe.

Baldrian reguliert folglich den Yang-Pol, während Quassia ordnend auf alles wirkt, was mit dem Yin-Pol zusammenhängt.

Bei Schlaflosigkeit unter den oben geschilderten Umständen nehme man 10 bis 20 Tropfen Tinktur vor dem Zubettgehen. Stimmt Baldrian jedoch nicht mit Ihrer Wesensart überein, kann er allerdings zu Schlaflosigkeit und Kopfschmerzen führen.

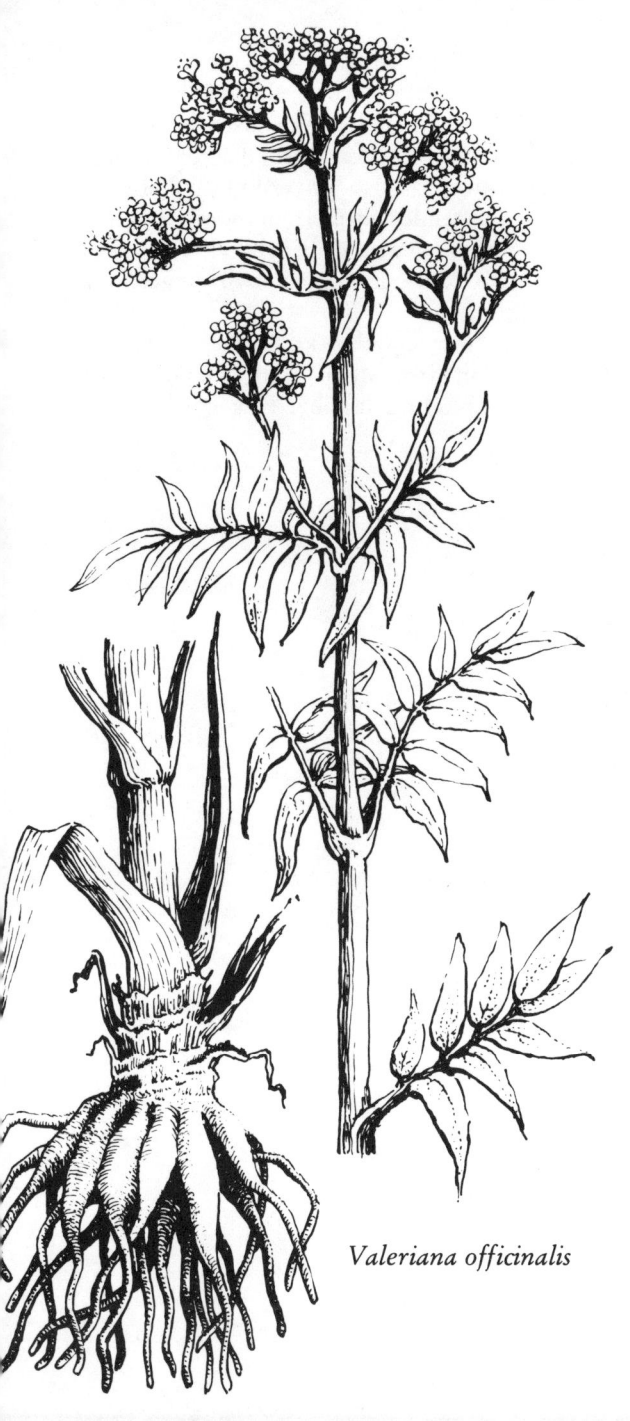

Valeriana officinalis

Nehmen Sie Baldriantinktur nie über einen längeren Zeitraum hinweg ein, da das Reizungen der Magenschleimhaut auslösen kann. Dies gilt freilich nur für den Fall, daß die sogenannte „Urtinktur" – also unverdünnte Baldriantinktur – verwendet wird. In homöopathischer Verdünnung hingegen, d. h. schon bei D 1 (= 1 :10), hat man keinerlei „Nebenwirkungen" zu befürchten.

In der Homöopathie kombiniert man Baldrian häufig mit dem Metall Zink. Darauf werde ich im 5. Kapitel noch näher eingehen.

Johanniskraut (Hypericum perforatum)

Man mag sich vielleicht ein wenig wundern, das Johanniskraut bei den schlaffördernden Kräutern zu finden. In einer Anzahl von Kräuterbüchern wird ihm nämlich eine anregende und belebende Wirkung zugeschrieben. Es ist jedenfalls nervenstärkend und überträgt die „Sonnenkraft" auf denjenigen, der es verwendet.
Durch kausales Denken wird man folglich zu dem Schluß kommen, daß ein solches Kraut eine alles andere als einschläfernde Wirkung hat. Das stimmt auch insoweit, als man sich ja vor Augen halten muß, daß das Johanniskraut nicht in allen Fällen von Schlaflosigkeit hilft. Wir müssen uns auch hier wieder klar darüber sein, daß dieser Pflanze eine bestimmte Wesensart eigen ist, die einer bestimmten Situation des Menschen entspricht.
In erster Linie wirkt Johanniskraut günstig in solchen Fällen, wo jemand auf die schlaffördernde Wirkung des Baldrians nicht reagiert. Wenn also Baldrianeinnahme zu Kopfschmerzen führt, wirkt das Johanniskraut regulierend.
Hat der Mensch zuviel seiner Sonnenenergie verbraucht (oder – anders ausgedrückt – sich zuviel abverlangt), kann es vorkommen, daß er auf einmal „leer" ist. Er hat dann nicht einmal mehr die Kraft, sich dagegen zu wehren. Das kann zu Schlaflosigkeit führen. Es fehlt einfach an Energie, den Schlafprozeß in Gang zu bringen, da der Betreffende dazu zu müde ist.
In solchen Fällen, in denen der Mensch zu erschöpft und zu geschwächt ist, um den Schlafvorgang überhaupt einleiten zu können, hilft Johanniskraut. Es gibt uns dann das bißchen Energie, die Spur von Sonnenkraft, die wir brauchen, um unser „Nachtbewußtsein" zu aktivieren.

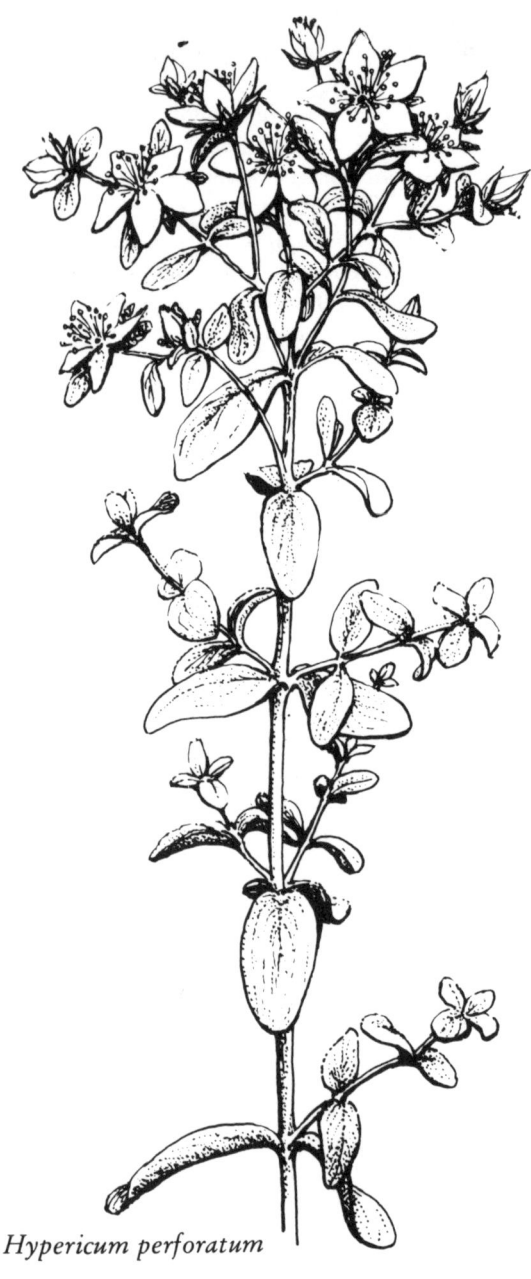

Hypericum perforatum

In solche Situationen gerät zuweilen der Denkertyp, der Mensch, der bewußt denkend lebt und im Denken auch produktiv sein will. Gelegentlich tut er dabei des Guten zuviel, er überfordert und überspannt seine Nerven. Nehmen Sie dann ja keines der handelsüblichen Beruhigungsmittel! Sie wirken betäubend und ermattend. Dadurch werden Sie zwar ruhiger, doch berauben Sie sich damit zugleich der Möglichkeit, Nutzen aus dem heilsamen „Nachtbewußtsein" (dem Schlaf) zu ziehen. Der Schlaf erfolgt dann in einer Art Benommenheit, in dem sich der Läuterungsprozeß nur unzulänglich vollzieht und seine wohltätige Wirkung weitgehend unterbunden wird. Nehmen Sie in diesem Fall lieber 10 bis 15 Tropfen Johanniskrauttinktur vor dem Zubettgehen.

Sollte es sich bei der Schlaflosigkeit unter den oben geschilderten Umständen nicht um einen Einzelfall handeln, sondern ganz allgemein mit nervlicher Überlastung einhergehen, tut man gut daran, dreimal täglich jeweils 10 Tropfen Johanniskrauttinktur einzunehmen, und das etwa 3 bis 4 Wochen lang.

Johanniskraut stärkt das individuelle „Ich", das ureigenste Wesen, und vermittelt dem Menschen Sonnenkraft.

Lavendel (Lavandula spica)

Will man die Wirkung der Lavendelblüten voll nutzen, so muß man sie pflücken, ehe sie aufblühen, als Knospen also. Dementsprechend paßt Lavendel zu Menschen, die ihr Leben lang „kurz vor der Entfaltung" stehen. Es sind dies Typen, die bedauerlicherweise ihre Fähigkeiten und Talente nicht recht zur Reife zu bringen vermögen. In meinem Büchlein *Kräuter bei Streß und Nervosität* gehe ich darauf näher ein.

Lavendel hängt eng mit unserem Gefühlsleben zusammen. Er ist ein Kraut für diejenigen, die von vielen Emotionen geradezu überwältigt werden. Daraus können sich zahlreiche Beschwerden – auch Schlaflosigkeit – ergeben.

Früher pflegte man gelegentlich Lavendelblüten mit ins Kopfkissen einzufüllen. Ihr Duft allein wirkt schon so besänftigend und regulierend auf Gefühlsregungen, daß man zur Ruhe kommen und infolgedessen auch einschlafen kann.

Sensible Menschen, die unter der Belastung dessen, was ihnen angetan wird, fast zusammenzubrechen drohen, erfahren häufig Hilfe von einem Täßchen Tee aus Lavendel, Melisse und Goldrute.

Man nehme dazu zwei Teile Melisse, zwei Teile Goldrute und einen Teil Lavendel; daraus bereite man einen Tee auf die bekannte Weise.

Menschen, die Gefahr laufen, ihr „Ich"-Bewußtsein einzubüßen (also ohnmächtig zu werden), sollten stets ein wenig Lavendelwasser bei sich haben und im Bedarfsfall daran riechen. Der Duft allein läßt das „Ich" wieder atmen.

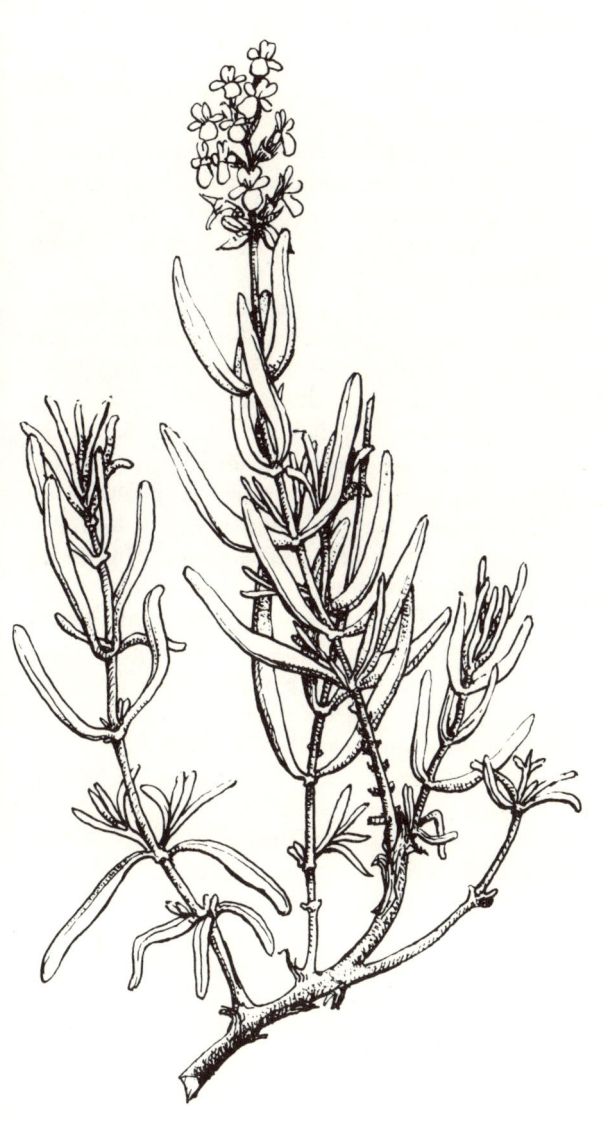

Lavandula spica

Salbei (Salvia officinalis)

Als der Schriftsteller E. J. Potgieter im Jahre 1842 in seinem Buch *Jan, Jannetje en hun jongste kind* Jan Salie (= Salbei) das literarische Lebenslicht erblicken ließ, konnte er wohl kaum ahnen, daß dieses „Geisteskind" weitaus tiefgründiger und weiser angelegt war, als es den Anschein hatte.

Die Hans-Salbei-Mentalität hatte nämlich nicht gerade einen angenehmen Beigeschmack. Jan Salie war sozusagen die Verkörperung eines saft- und kraftlosen Waschlappens. Und es ist nur zu verständlich, daß der farblose Schwächling, den Jan Salie symbolisierte, nicht in eine Zeit paßte, in der man von dem Gedanken ausging: arbeiten, sich behaupten, etwas leisten – das sind die Merkmale des Menschen, der es im Leben zu etwas bringt. An sich ist gegen das Arbeiten und Leistungsdenken ja nichts einzuwenden, sofern es auf menschenwürdige Art und Weise geschieht. Jan Salie war an sich jedoch viel klüger als viele seiner Zeitgenossen. Er war gewissermaßen ein Vertreter des Yin-Pols (siehe 1. und 2. Kapitel), der damals gerade – gesellschaftlich gesehen – verdrängt zu werden drohte und in unserem Jahrhundert durch die endlos rollende Produktionswelle auch tatsächlich ganz in den Hintergrund geschoben worden ist. Hans Salbei war also das große Gegenstück zur damaligen Geisteshaltung. In seiner Figur finden wir etwas von der Einstellung „Ein Bogen kann nicht immer gespannt sein" oder „Nichtstun ist auch zu etwas nütze".

Nichtstun kann uns sogar sehr von Nutzen sein – dann nämlich, wenn wir dadurch die so dringend nötige Ruhe erlangen, die wir zur Reinigung unseres Körpers benötigen.

Wenn wir den Hans-Salbei-Gedanken einmal

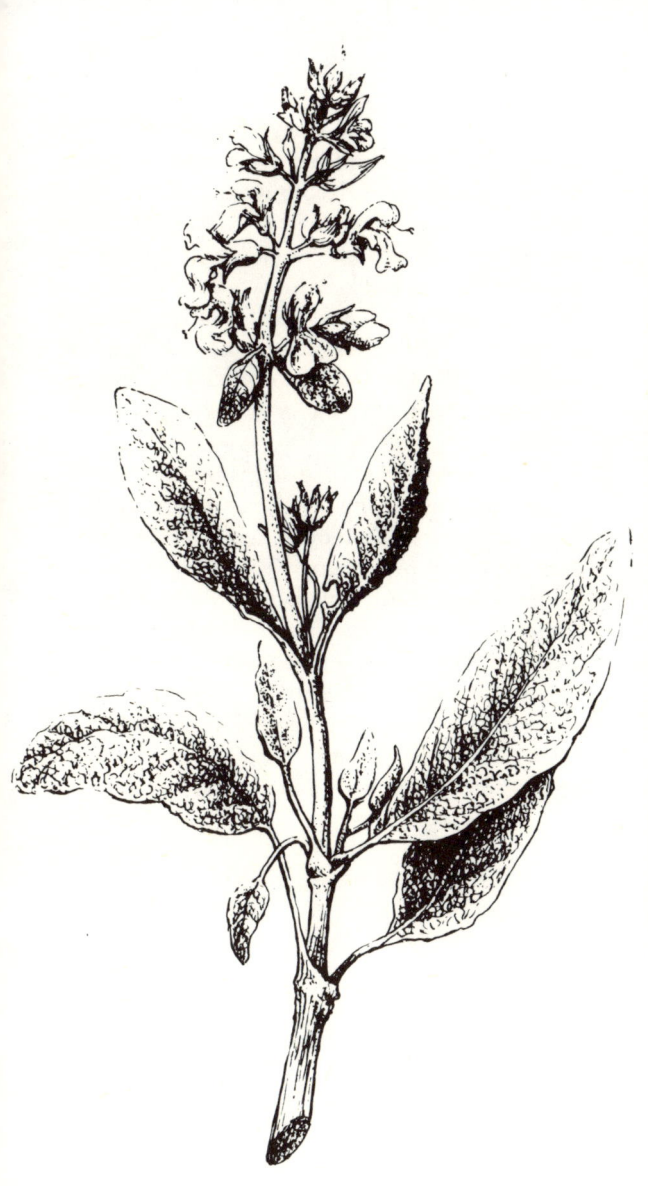

Salvia officinalis

mit dem Salbei als Pflanze vergleichen, erkennen wir in beiden den Begriff der Läuterung.

Salbei wirkt nämlich stark desinfizierend und wurde früher vielfach bei ansteckenden Krankheiten verwendet. Die reinigende Wirkung des Salbeis hat zur Folge, daß die Körperfunktionen wieder voll erfüllt werden und alle Lebensprozesse erneut ins Lot kommen.

Salbei wirkt auch nervenstärkend und unterstützt den Menschen bei seinen Reinigungsbestrebungen. Die läuternde Wirkung des Schlafes kann überhaupt nicht genug unterstrichen werden.

Ein Täßchen *Salbeimilch* setzt diesen Prozeß in Gang und fördert ihn. Wollen wir uns der Bildsprache unserer Zeit bedienen, so können wir den Vergleich mit einem Waschvorgang ziehen: Salbei übernimmt dabei die Vorwäsche, der Schlaf die Hauptwäsche, und unsere Träume stellen die verschiedenen Spülprozesse dar.

Lassen Sie zwei bis vier (d. h. zwei frische oder vier getrocknete) Blättchen Salbei in einer Tasse heißer Milch 10 Minuten ziehen (nicht kochen!), und erquicken Sie sich dann an diesem Getränk.

Kamille (Matricaria chamomilla)

Ebenso wie das Johanniskraut gehört auch die Kamille zu dem Menschentyp, dem die Erhaltung des „Ich" Schwierigkeiten bereitet, weil er sich zu sehr – und dazu meist noch einseitig – anstrengt.

Der Säuberungsprozeß, der einmal pro Etmal stattfinden sollte, vollzieht sich nur unzureichend; dadurch kommt es zu einer Stauung „alten Abfalls". Wie ich in meinem Büchlein *Kräuter bei Streß und Nervosität* darlegte, ist der Bau der Kamillenblüte ein Hinweis: Die Blütenblätter sind nach hinten gerichtet, das goldene Herz jedoch steht uns offen.

Die Pflanze stellt also ihre Schönheit in den Hintergrund, als wollte sie uns sagen: „Sprich dich nur aus, ich höre dir zu."

Das wirkt entkrampfend, da eine Aussprache (symbolisch aufgefaßt) immer läuternd wirkt.

Eine Verkrampfung aber kann Grund zur Schlaflosigkeit sein – bestimmt dann, wenn die Verkrampfung dadurch zustande gekommen ist, daß wir unserem „Ich" zuviel abverlangt haben. Unser „Ich" muckt dann auf, lenkt die Aufmerksamkeit auf sich.

So bemerken wir denn auch häufig, daß die Schlaflosigkeit des Kamille-Typs mit Herzklopfen und einem Beklemmungsgefühl in der Brust einhergeht. Das ist nicht so merkwürdig, wenn man bedenkt, daß das Herz das organische Symbol unseres psychischen „Ichs" ist. Kamille gehört zum Tierkreiszeichen Löwe, das wiederum unserem Herzen und unserem „Ich" entspricht.

Kamille enthält reichlich Magnesium. Magnesium wirkt stark krampflösend. Verwenden Sie Kamille also immer, wenn die Schlaflosigkeit durch eine Verkrampfung verursacht wird, die

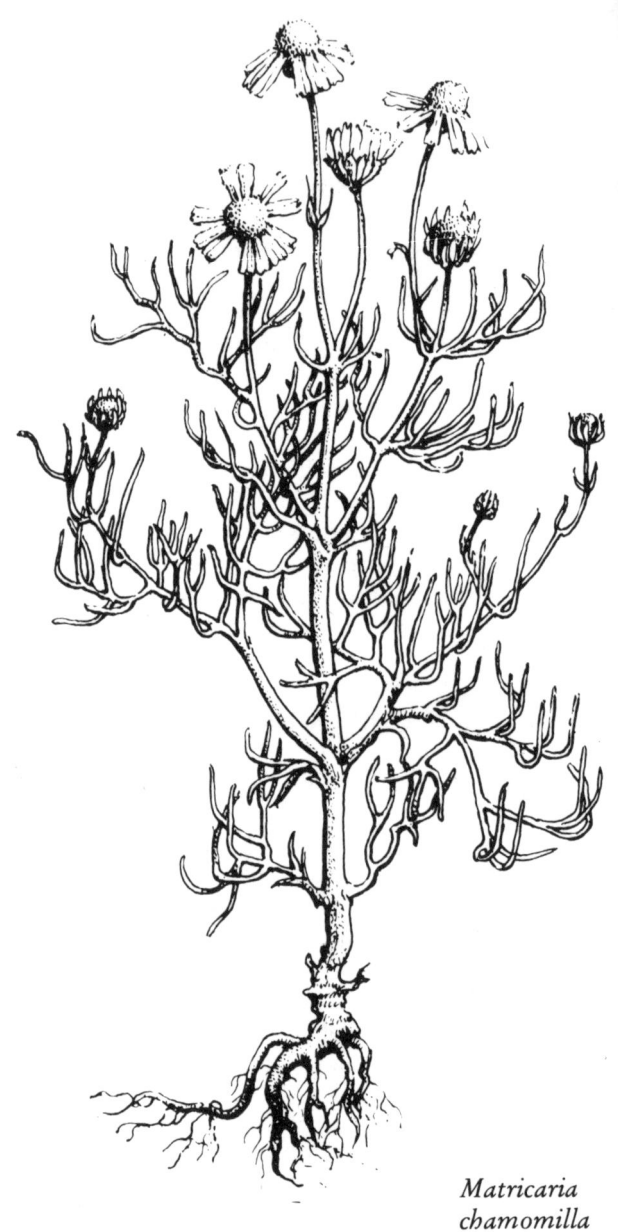

Matricaria
chamomilla

– wenn man im Bett liegt – möglicherweise mit Herzklopfen und/oder Ohrensausen verbunden ist.

Ein Täßchen Kamillentee vor dem Schlafengehen kann da gut tun. Ergänzen Sie die Kamille eventuell mit etwas Gänse-Fingerkraut (Potentilla anserina) und bei starkem Herzklopfen noch mit ein wenig Weißdorn (Crataegus oxyacantha).

Hafer (Avena sativa)

Allmählich zeigt sich immer deutlicher, daß ein Zusammenhang zwischen den schlaffördernden Kräutern und der Säuberungsfunktion besteht.

Auch der Hafer wirkt stark reinigend, da sein Kieselsäuregehalt (SiO$_2$) groß ist. Früher einmal gab es den guten alten Brauch, die Luftwege mittels eines *Haferstroh*aufgusses zu reinigen. Dadurch wurde ein Hustenreiz zwar nicht unterdrückt, wie dies heutzutage bei den meisten Säften und Tabletten der Fall ist, doch wurden die Luftwege durch die schleimlösende Wirkung des Hafers gereinigt. Hafer verleiht übrigens Pferden ein seidig glänzendes Fell und macht sie „feurig".

Astrologisch gehört der Hafer zum Zeichen des Schützen, das durch einen Kentaur (halb Pferd, halb Mensch) dargestellt wird. In diesem Zeichen sind viele große Eiferer geboren, die ihrem Ideal zuliebe bereit waren, Andersdenkende zu vernichten (Ketzerverfolgung!).

Die gleiche Funktion erfüllt Kieselsäure in unserem Körper. Sie vertreibt aus ihm alles, was nicht hineingehört, und macht gewissermaßen „klar Schiff". Der Hafer enthält überdies auch nervenaufbauende und -kräftigende Stoffe.

Der Menschentyp, der geleitet und getragen wird von dem einen oder anderen großen Ideal, kann derart davon „besessen" sein, daß an Ruheperioden kein Denken mehr ist; er gönnt sich einfach nicht die Zeit dazu und befürchtet überdies, dann sein Ideal aus den Augen zu verlieren. Daß ein solches Verhalten nervöse Störungen und als deren Folge Schlaflosigkeit mit sich bringt, bedarf keiner näheren Ausführung.

Nehmen Sie in diesen Fällen Hafer in Form von Tinktur, die man im allgemeinen in Reformhäusern erhält. Nehmen Sie sie aber nicht ge-

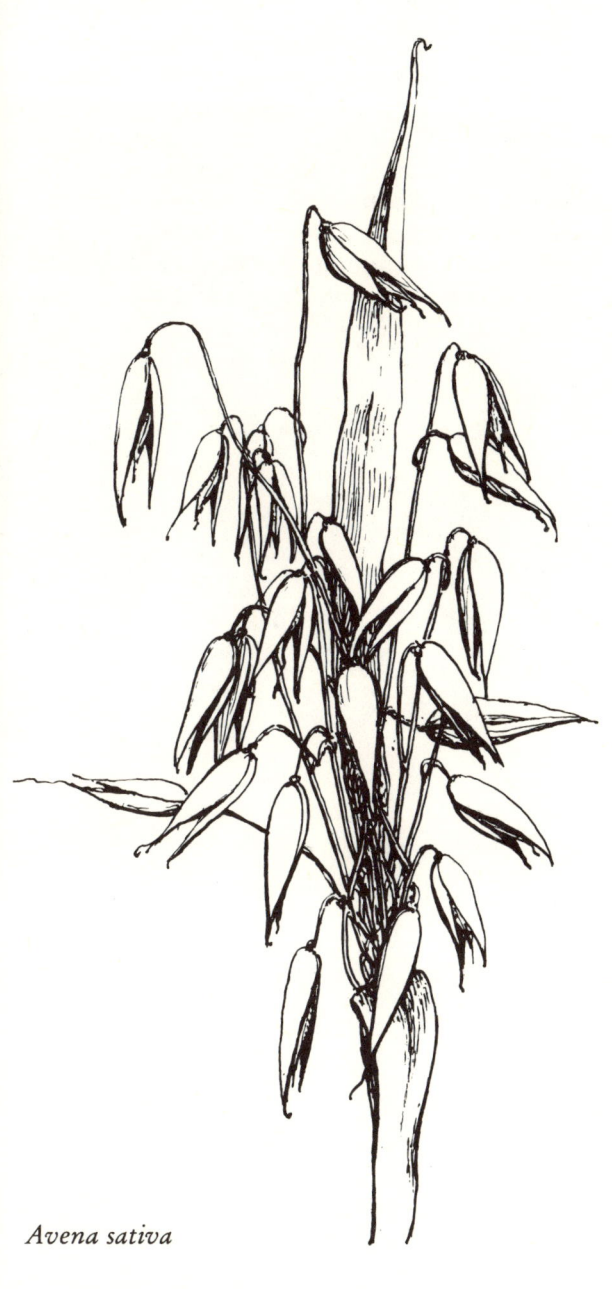

Avena sativa

dankenlos, da ja die Schlaflosigkeit des Hafer-Typs auch nicht von ungefähr kommt - ebensowenig wie die Ideale und die mit ihnen zusammenhängende Gedankenausrichtung eine Sache des Zufalls sind. Eine Kombination von Hafer, Melisse und Hopfen, wie sie von einer homöopathisch-pharmazeutischen Firma in den Handel gebracht wird, ist für den oben geschilderten Menschentyp ein hervorragend schlafförderndes Mittel.

Benediktenkraut (Cnicus benedictus)

Benediktenkraut ist für unsere Galle von unschätzbarem Wert. Bei Gallenbeschwerden darf man von dieser Pflanze viel erwarten. Wenn wir uns mit den Hintergründen von Gallenleiden und dazu der Wesensart des distelähnlichen Benediktenkrautes befassen, dann fällt uns ein gemeinsames Charakteristikum auf – die *Stacheligkeit*.

Ärger, die Stiche, die das Leben dem Menschen zufügt, sind häufig die Ursache von Gallenbeschwerden. Da jedoch eine intakte Gallenfunktion Voraussetzung für eine normale Verdauung ist, liegt es auf der Hand, daß jemand, der sich beständig ärgern muß, unter einem unvollkommenen Verdauungsvorgang leidet.

Als psychische Folgen hiervon zeigen sich häufig die verschiedensten Formen von Hypochondrie und Melancholie. Die Betreffenden finden stets einen „Stein des Anstoßes" auf ihrem Weg. Das kann den Lebensrhythmus dermaßen stören, daß es auch nicht mehr zu einem gesunden Schlaf kommt.

Menschen, die im Sinne der obigen Ausführungen durch eine schlechte Verdauung belastet sind (und sich auch darüber wieder ärgern) werden mit Hilfe von Benediktenkraut-Tinktur eine merkliche Besserung erfahren und sich somit wieder einer vollwertigen Nachtruhe erfreuen können. Dreimal täglich fünf Tropfen reichen aus. Vergessen Sie aber nicht, auch auf Ihre Ernährungsweise zu achten, die vielfach mit schuld an den Gallenbeschwerden ist.

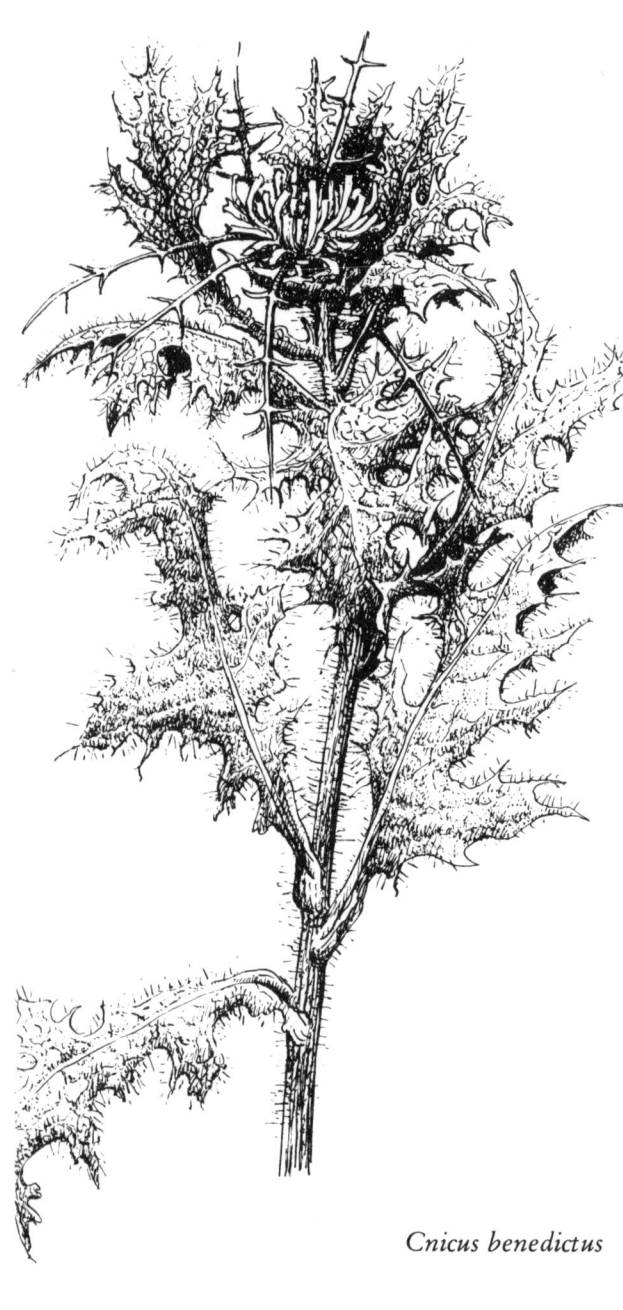

Cnicus benedictus

Chicorée (Cichorium intybus)

An sich ist es natürlich seltsam, daß wir ein aus der Wegwarte gezüchtetes, heute weit verbreitetes Gemüse in die schlaffördernden Kräuter einreihen. Die Wirkung der Chicorée und die Art und Weise ihres Wachstums haben jedoch dazu geführt, daß ich auf diese Pflanze in diesem Büchlein ebenfalls eingehen will.

Zunächst wollen wir untersuchen, wie die Chicorée gezüchtet wird. Die Pflanze wächst aus der Zichorienwurzel. Man züchtet also zunächst (unter Sonneneinwirkung) die Wurzel. Dann setzt man diese Wurzel wieder ein und zieht daraus die Chicorée. Es handelt sich hier also eigentlich um zwei grundverschiedene Vorgänge. Die Zichorienwurzel wird mit einer dicken Lage Sand zugedeckt, die die Aufgabe hat, die sich entwickelnden Blätter vor dem Tageslicht zu schützen. Chicorée wird also im Dunkeln gezüchtet. Sie wächst auf einem „Stückchen Sonnenkraft" (der Wurzel), das unserer „Tagesphase" entspricht; und das eßbare Erzeugnis entspricht unserer „Nachtphase", der „Dunkelheit".

Chicorée ist reich an Bitterstoffen und wirkt sich dadurch auf unsere Leber aus. Insofern paßt sie ganz zur Reinigungsphase des Menschen, da die Leber in diesem Prozeß eine bedeutende Rolle spielt. Wer also unter Leberfunktionsstörungen zu leiden hat, tut gut daran, regelmäßig rohe Chicorée zu essen.

Der Wachstumsvorgang der Chicorée entspricht völlig unserem Schlafvorgang. Die Basis (bzw. die Wurzel) braucht Sonnenlicht, um die Kräfte zu erlangen, die für die Entwicklung des eßbaren Teils (Blattbulbus) erforderlich sind.

Und nun zum Schlafprozeß: Der Mensch braucht die Sonnenenergie (die Yang-Kraft), um ausgeglichen schlafen (Yin-Kraft) zu können.

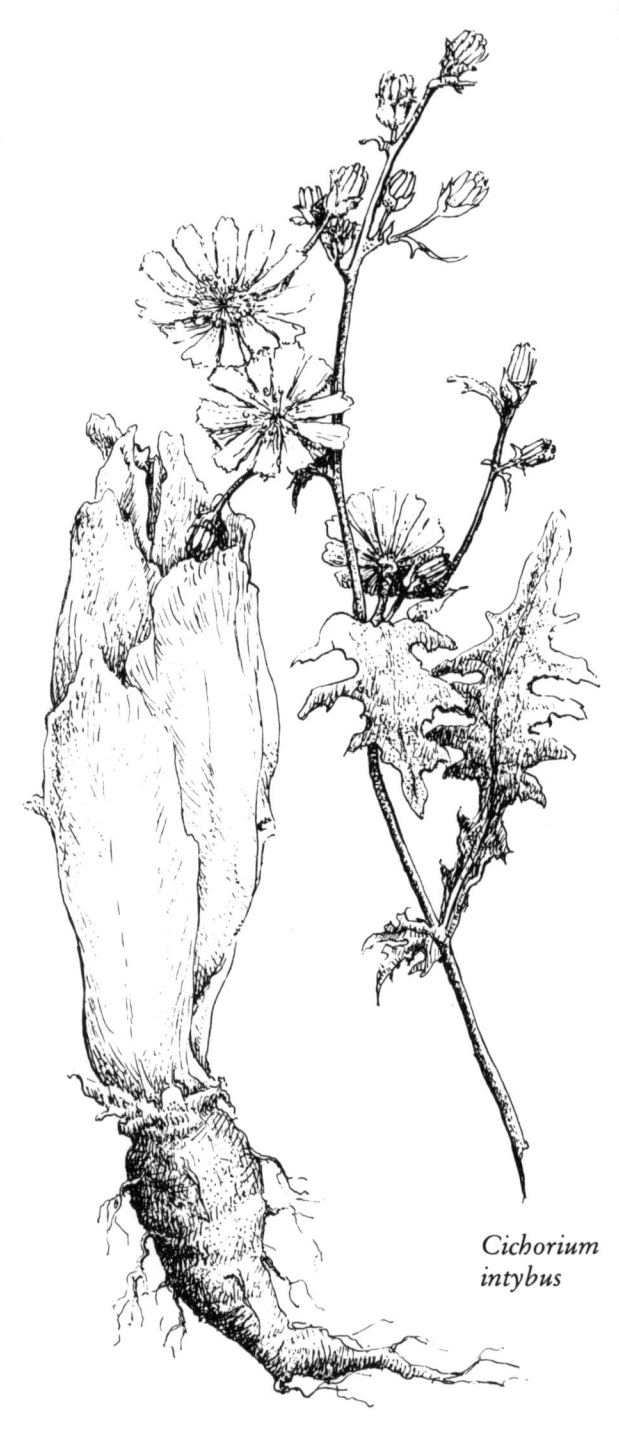

Cichorium intybus

Geht man von diesem Gedanken aus, so ist es doch einleuchtend, daß sich Chicorée wohltuend auf unser Yin-Schema auswirkt.

So wie dieses Gemüse nun zur Schlafphase gehört, so gehört es im weitesten Sinne auch zur „Winterphase" (die gleichfalls als Yin-Phase angesehen werden muß). Chicorée ist also ein ausgesprochenes Wintergemüse. Essen Sie während des Winters täglich rohe Chicorée zum Abendbrot, und bereiten Sie dadurch den Körper auf die der Tagesphase folgende Periode vor. Nehmen Sie daher auch nie Chicorée morgens oder zum Mittagessen zu sich; sie ist ein typisches *Abend*essen. Kosten Sie dieses merkwürdige Spiel der Natur richtig aus, das ganz durch Zufall von einem Brüsseler Gemüsezüchter entdeckt wurde.

Astrologisch paßt die Chicorée zur eingehenden Quadratur Sonne-Saturn. Die Sonne verkörpert den Tag, der Saturn die Nacht. Die Sonne ist das Sinnbild des Mutes, wohingegen der Saturn Angst symbolisiert. „Eingehende Quadratur" soll hier bedeuten, daß die beiden kosmischen Kräfte „disharmonisch" zusammenwirken, und zwar derart, daß die Sonne der saturnalen Kraft zum Opfer fällt.

Chicorée hilft uns, die Nacht und unsere Ängste zu überwinden; sie ist für jeden Menschen „das Licht der Nacht".

5. Einige homöopathische Mittel

In kurzen Worten kann man das Prinzip der homöopathischen Behandlung folgendermaßen umschreiben: Symptome, die ein bestimmter Stoff unverdünnt auslöst, lassen sich durch Verabreichung des gleichen Stoffes in starker Verdünnung beheben.

Die Wirkung vieler Pflanzen, Metalle, Mineralien und Substanzen auf den menschlichen Körper ist bekannt. Man hat deren Äußerungsformen konstatiert und bezeichnet sie als „Leitsymptome", da sie den Ausgangspunkt für die Wahl des zu verabreichenden Heilmittels darstellen. Für den Homöopathen sind also nicht ausschließlich die Beschwerden von Bedeutung, derentwegen er eigentlich aufgesucht wird. Darüber hinaus legt er großen Wert auf eine Aussprache. Mit anderen Worten: Aus einer Anzahl von Aussagen, die der Patient – zumeist auf Veranlassung des behandelnden Arztes hin – macht, erkennt dieser das Krankheitsschema und kann von daher Rückschlüsse auf das Heilmittel ziehen. Vielfach kommen dabei Dinge zur Sprache, die auf den ersten Blick nicht das geringste mit den eigentlichen Beschwerden zu tun haben, die jedoch trotzdem in das Gesamtschema passen.

Es gibt beispielsweise rechts- und linksseitig wirkende Mittel. Das kann u. U. bei der Behandlung einer Eierstockentzündung, bei einem Augen- oder Ohrenleiden wichtig sein. Macht jemandem z. B. das linke Ohr zu schaffen, dann kommen schon einige rechtsseitig wirkende homöopathische Mittel von vornherein nicht mehr in Frage, obwohl sie sich im allgemeinen bei Ohrenschmerzen sehr gut bewährt haben.

Auch die Bevorzugung gewisser Geschmacks-richtungen kann ein Hinweis sein, da bestimmte Vorlieben typisch für den Wirkungsbereich einzelner Mittel sind. So sollten Sie sich denn auch nicht wundern, wenn ein Homöopath Sie beispielsweise fragt, ob Sie lieber Milchschokolade oder bittere Schokolade essen. Das hat scheinbar nichts mit Ihren Beschwerden zu tun, kann aber für den Arzt von ausschlaggebender Bedeutung für die Wahl des Medikamentes sein.

Greifen wir ein Beispiel heraus: Den meisten Menschen ist Arsen ein Begriff. Viele wissen aber nicht, daß es sich dabei um einen pflanzlichen Stoff handelt. Wenn jemand reines Arsen verabreicht bekommt, so führt das zu folgenden Krankheitssymptomen: schwere Magen- und Darmstörungen (auch Entzündungen), sehr schneller flacher Puls, Blässe, Ausbruch kalten Schweißes, starke Durchfälle, die den Patienten sehr schwächen, Herzklopfen, dabei Auftreten intensiver Angstgefühle, trockener Husten, verbunden mit Kurzatmigkeit, Schwellung des Unterbauches und der Beine.

Alle diese Merkmale sind charakteristische Hinweise dafür, daß der Patient möglicherweise auf eine Gabe von stark verdünntem Arsen sehr gut anspricht und seine Beschwerden sich dadurch bessern.

So hat sich auch gezeigt, daß es gegen Cholera kaum ein wirkungsvolleres Mittel als Arsen gibt. In bestimmten Fällen von Wassersucht (siehe Charakteristika) hat Arsen gleichfalls schon gute Dienste geleistet.

Die Verdünnungsgrade werden durch ein großes „D" angegeben. Es gibt u. a. D 3, D 4, D 6, D 12, D 30 usw. D 4 beispielsweise bedeutet die vierdezimale Verdünnung eines Stoffes – also 1:10 000. Der Verdünnungsgrad wird als Potenz bezeichnet. Potenz bedeutet soviel wie Kraft.

Je höher die Potenz (Verdünnung), desto größer ist die freiwerdende Kraft. Höhere Potenzen (Verdünnungen) wirken daher auch langfristiger als die niedrigen. Bei D1 bis D12 sprechen wir von niedrigen Potenzen. Als höhere Potenzen werden D12 bis D200, ja sogar bis D1000 bezeichnet. Die niedrigen Potenzen verordnet man bei akuten Erkrankungen, während bei chronischen Leiden die höheren Potenzen angebracht sind. Es hat sich auch herausgestellt, daß die niedrigen Potenzen sich mehr auf den „stofflichen Leib" auswirken, während die höheren Potenzen den „Geist" stärker beeinflussen (und daher auch bei nervösen Beschwerden anzuraten sind).

In meinem Büchlein *Kräuter bei Streß und Nervosität* und *Kräuter für das Herz* werden einige Aspekte der Homöopathie beleuchtet; ich habe mich jeweils mit einem Teilbereich der homöopathischen Gedankengänge befaßt.

Bei Schlaflosigkeit können – je nach der Gesamtsituation – folgende Mittel in Frage kommen:

Pulsatilla

Dieses Mittel wird verwendet, wenn die Schlaflosigkeit als Folge eines überladenen Magens auftritt. Man nehme dann Pulsatilla D3 bis D6. Versuchen Sie, die Darmtätigkeit anzuregen (gegebenenfalls durch einen Einlauf), damit es nicht zur Verstopfung kommt.

Avena sativa

Übermäßiger Gebrauch von Schlafmitteln kann zu einer allgemeinen Körperschwäche führen. In solchen Fällen, insbesondere nach Einnahme starker Schlafmittel, erweist Avena sativa gute Dienste. Man verwendet Tinktur (unverdünnt wird diese meist mit dem Kennzeichen $\emptyset$ versehen) D 1 bis D 3.

Passiflora

Dieses Mittel eignet sich gut in allen Fällen von Schlaflosigkeit, die mit unbezwingbarer Unruhe in den Beinen verbunden sind. Sobald so ein Mensch sich ins Bett legt, strampelt er solange herum, bis das ganze Bettzeug verwurstelt ist. Man nimmt Passiflora D 1 bis D 3.

Ignatia

Zählen Ärger und Sorgen zu den auslösenden Faktoren der Schlaflosigkeit, verschafft Ignatia Abhilfe, man nehme das Mittel als D 6.

Coffea

Coffea wird vielen etwas sagen, da die Leitsymptome hinlänglich bekannt sind. Wir finden diesen Stoff ja reichlich in unserem täglichen Täßchen Kaffee. Und wieviele Menschen gibt es nicht, die abends keinen Kaffee mehr trinken, weil sie aus Erfahrung wissen, daß sie dann nicht einschlafen können. Und wenn wir uns dann noch überlegen, daß Kaffee zum Wachhalten getrunken wird (z. B. von denen, die Nachtarbeit leisten müssen), dann wundert es uns eigentlich nicht mehr, daß man homöopathisch verdünnten Kaffee – und zwar D 6 bis D 30, je nach vorausgegangener Geistesarbeit – als Schlafmittel verwendet.

60

Senecio aureus

In allen Fällen chronischer Schlaflosigkeit, die mit Trägheit und Lustlosigkeit einhergeht (bei der also im Grunde Schlafbedürfnis besteht), kommt dieses Mittel in Frage. Kennzeichnend für die Form der Schlaflosigkeit ist das Verlangen, sich hinzulegen. Senecio aureus wirkt auch gut bei der chronischen Schlaflosigkeit Betagter. Man nehme es als D3.

Zincum valerianicum

Auf dieses Mittel bin ich schon bei den Ausführungen über verschiedene Kräuter eingegangen, insbesondere bei Baldrian in Verbindung mit Quassiaholz. Diese Kombination paßt zum Prinzip der Bipolarität, zu Yang und Yin.

In der Zusammenstellung Baldrian-Zink unterstützt das Metall die Wirkung der Pflanze. Der Baldrian wirkt in bezug auf das „Tagesdenken" ordnend, Zink hingegen wirkt krampflösend. Wenn wir Zink in ein größeres System einordnen, paßt es zum Planeten Uranus. Um eine gewisse Verbindung zwischen diesen beiden herstellen zu können, muß man sich der Tatsache bewußt sein, daß der Uranus und das Metall Zink um die gleiche Zeit entdeckt wurden, nämlich Ende des achtzehnten Jahrhunderts. Auch fand auf der Erde um diese Zeit etwas statt, was hinsichtlich Gedankengang und Mentalität bis dato noch nie dagewesen war – ich meine die Französische Revolution. Wenn auch zwischen diesen Vorkommnissen auf den ersten Blick keinerlei Zusammenhänge bestehen, so zeigt sich doch bei genauerer Betrachtung des Essentiellen dieser unterschiedlichen Tatsachen eine gewisse Analogie. Es handelt sich dabei um verschiedene

Äußerungsformen ein und desselben Schemas. Kennzeichnend für den Uranus ist das *Gleichmaß*. Es versteht sich von selbst, daß bei Störungen des Gleichgewichts Spannungen auftreten, die als *Krampf* zum Ausdruck kommen. Wenn unser Denken unausgeglichen ist, kann dies auch zu krampfhaften Zuständen führen. So ist es möglich, daß man in eine dermaßen verkrampfte Situation gerät, daß eine ausreichende Entspannung nicht stattfinden kann und uns das den Schlaf raubt. In solchen Fällen hilft Zink.

Astrologisch gesehen könnten wir dieses Bild als Konfliktsituation zwischen *Merkur* (also Denken, zugeordnet Baldrian) und *Uranus* (also Gleichmaß, Rhythmus, zugeordnet Zink) bezeichnen. Unter Konfliktsituation versteht man, daß die „Lebenssysteme" – Merkur und Uranus – nicht mehr harmonisch zusammenwirken, sondern sich bis zu einem gewissen Grade nachteilig beeinflussen.

Nehmen Sie Zincum valerianicum D 4 bis D 30, in unvorhersehbaren Fällen D 4 oder D 6. Sollte die Schlaflosigkeit unter den oben geschilderten Umständen chronischer Art sein, nehme man ein- bis zweimal wöchentlich fünf Körnchen D 30.

Über die Verwendung homöopathischer Mittel

Vor dem Bezug eines homöopathischen Präparates erkundigt man sich am besten beim Apotheker, in welcher Form das Mittel erhältlich ist.

Es gibt da mehrere Möglichkeiten – Tinkturen, Tabletten, Granulate oder Pulver.

Von den Tinkturen nimmt man in der Regel jeweils fünf Tropfen, am besten eine halbe Stunde vor den Mahlzeiten bzw. eine halbe

Stunde vor dem Zubettgehen. Die Dosis bei Tabletten beträgt für gewöhnlich eine, bei Körnchen fünf und bei Pulver jeweils eine Messerspitze – gleichfalls vor den Mahlzeiten einzunehmen. Im Falle beiläufiger Schlaflosigkeit genügt eine einmalige Einnahme eine halbe Stunde vor dem Schlafengehen.

Sollte die Schlaflosigkeit Folge chronischer Prozesse sein, läßt sich durch mehrere, über den Tag verteilte Gaben (in der Regel dreimal vor den Mahlzeiten) eher eine Besserung erzielen.

Bedenken Sie jedoch, daß ein bestimmtes Symptom nicht nur im körperlichen oder seelischen Bereich wurzeln kann. Vielfach ergeben sich sowohl die körperlichen als auch die psychischen Beschwerden aus den jeweiligen *Umständen*.

Sehen Sie die Schlaflosigkeit also immer in Verbindung mit Ihren Lebensumständen. Greifen Sie daher auch zu den natürlichen Mitteln nicht, wenn Sie nicht gleichzeitig bereit sind, Ihre Lebensart entsprechend zu „sanieren".

Auch eine vielversprechende Behandlung wird Ihnen kaum helfen, wenn Sie nicht willens sind, Ihre Lebensführung unter die Lupe zu nehmen und gegebenenfalls zu korrigieren.

Homöopathische Präparate verwendet man am besten nach Rücksprache mit einem Homöopathen.

6. Unsere tägliche Nahrung und der Schlaf

Daß man heutzutage mit dem eigentlichen Sinn unserer Ernährung geradezu Schindluder treibt, bedarf an sich keiner besonderen Erwähnung. Ob dies nun Schuld der Frau, des Mannes oder des Herstellers ist, spielt dabei nur eine untergeordnete Rolle. Tatsache ist und bleibt, daß wir bei unserer täglichen Nahrung die Möglichkeiten des technischen Fortschrittes mehr und mehr in den Dienst unserer Bequemlichkeit stellen. Die Konservierungsmethoden haben einen geradezu beängstigend hohen Stand erreicht. Das „Fertiggericht" erspart uns eine Menge Arbeit.

Es läuft vielfach darauf hinaus, daß die Zubereitung einer Mahlzeit nur noch als notwendiges Übel angesehen wird.

Dabei sollten wir uns doch stets vor Augen halten, daß die Nahrung im Grunde unsere wichtigste und auch beste Medizin ist. Es geht ja nicht darum, den Magen zu füllen, sondern darum, dem Körper das zuzuführen, was er braucht, um optimal „funktionieren" zu können. Diese Vorstellung führt zwangsläufig zu der Einsicht, daß jede Form der Konservierung, der „Verfeinerung", des Kochens oder gleich welcher sonstigen Behandlung den Wert der Nahrungsmittel mindert. Dr. R. G. Jackson plädiert in seinem Buch *Nooit meer ziek zijn* (Nie wieder krank sein) für die ausschließliche Verwendung sogenannter „Primärlebensmittel", d. h. solcher, die keinerlei Behandlung unterzogen worden sind. Jeder wird zustimmen, daß dies natürlich ideal wäre.

Unsere Lebensweise hat sich freilich inzwischen so weit vor der ursprünglichen und natürlichen entfernt, daß diese Forderung kaum mehr zu realisieren ist. Wer kann heutzutage schon fünf Minuten vor Tisch in den Garten laufen und sich dort seinen Salat holen! Wenn wir aber das Erfordernis einer naturgemäßen Lebensweise erkannt haben, werden wir in der Zubereitung der Mahlzeiten zumindest nicht mehr ein notwendiges Übel sehen, sondern eine der wichtigsten Aufgaben zugunsten unseres Wohlbefindens.

Gehen wir von diesem Gedankengang aus, so wird das Kochen wieder zu einer „Lebenskunst"; und die Frau (oder wie in meinem Fall der Mann – um von vornherein alle „Diskriminierungsmöglichkeiten" zu unterbinden) wird das Kochen nicht mehr als etwas Entwürdigendes ansehen. Die Zubereitung der Mahlzeiten bzw. der „Lebens-Mittel" im eigentlichen Sinne des Wortes gehört im Grunde zu den wichtigsten Tätigkeiten des Menschen überhaupt. So halte ich es auch zumindest für fragwürdig, daß sich die Frau in ihrem Emanzipationsstreben männliche Arbeitsgebiete erobert. Denn dadurch bekundet sie ja, daß sie die Tätigkeit der Hausfrau unterbewertet und die des Mannes als die wichtigere ansieht.

Dabei ist das Zubereiten der Mahlzeiten eigentlich weitaus bedeutungsvoller als welche auch immer „gesellschaftsbezogene Funktion" des Mannes. Leider haben das viele Frauen noch nicht erkannt und lassen sich durch die irrigen Vorstellungen von der Wertschätzung des sogenannten „Berufslebens" beeinflussen.

Es geht mir hier keineswegs darum festzulegen, wer die Küche „bemannt", als vielmehr darum klarzustellen, daß das Hantieren in der Küche durchaus keine drittklassige Arbeit ist.

Im Rahmen der in diesem Büchlein angesprochenen Bipolarität ist unsere Nahrung dem Yang-Prinzip zuzuordnen, da sie ja dem *Aufbau* gilt. Weil dies auch auf den Mann zutrifft, ist es erklärlich, daß man die Zubereitung der Mahlzeiten seit eh und je dem *Koch* übertrug. Der Mann in der Küche ist eigentlich die natürlichste Sache der Welt.

Leider hat sich unser Gesellschaftsleben dahingehend entwickelt, daß heutzutage viele Männer kaum noch Kartoffeln kochen, geschweige denn eine einwandfreie Mahlzeit auf den Tisch bringen können. „Der Mann in der Küche" ist also kein Emanzipationsprodukt, wie man gegenwärtig zu glauben geneigt ist, sondern vielmehr ein Grundprinzip, von dem die Menschheit inzwischen abgewichen ist. Auch hierbei muß man mit den Beinen auf dem Boden bleiben und nicht auf einmal den Mann als denjenigen hinstellen, dem das Privileg der Nahrungszubereitung gebührt. Sowohl der Mann als auch die Frau müssen sich dieser Aufgabe widmen; einzig wichtig dabei ist, daß sie sich des Prozesses bewußt werden, in den sie damit eingeschaltet sind.

Die Ernährungsform

Die Eßgewohnheiten der Menschen sind sehr unterschiedlich. Das rührt daher, daß jeder seiner Veranlagung und seinen Neigungen entsprechend anders ißt (oder essen möchte) als sein Mitmensch.

Nach dem Prinzip der Zweipoligkeit liegt die Aufbauperiode zwischen Sonnenaufgang und Tagesmitte, dem „Mitt-Tag" also. Daraus läßt sich ableiten, daß die Hauptmahlzeit *nicht* am Abend eingenommen werden sollte – und dies

67

ist bedauerlicherweise heute meist der Fall –, sondern um die Mittagszeit.

Das Abendbrot sollte als Einleitung der Yin-Phase, der Schlafperiode also, angesehen werden. Es versteht sich von selbst, daß wir uns dazu nicht größere Mengen einverleiben, sondern darauf beschränken sollten, etwas Leichtverdauliches, möglichst mit Reinigungswirkung, zu uns zu nehmen.

Vor dem Schlafengehen eingenommene Mahlzeiten wirken häufig störend auf den Aufbau-Reinigungs-Rhythmus. Durch einen überladenen Magen nehmen wir Yang mit in die Yin-Phase, wodurch es dann zu einer Fülle von „Nachtdenken" kommt, d. h. zu regen Träumen, schlimmstenfalls sogar Alpträumen.

Die Aufbau- und die Reinigungsphase sollten stets das Fundament der Eßgewohnheiten bilden. Ein Zusammenhang zwischen diesen beiden Elementen zeigt sich in der Redewendung: „Nach einem guten (und meist üppigen) Essen wird man immer so schläfrig."

Die tieferen Gründe hierfür sind darin zu sehen, daß der Körper nach einem Überangebot von Aufbaustoffen nach der Reinigung (Schlaf) verlangt.

Wenn Sie also aus irgendwelchen Gründen zuviel gegessen haben, sollten Sie aufkommendes Schlafbedürfnis nicht unterdrücken und dem Körper lieber die Möglichkeit einer Läuterung geben. Legen Sie sich dann ruhig ein wenig hin; versuchen Sie aber ein andermal, (durch kleinere Portionen) es gar nicht dazu kommen zu lassen, damit der Tagesrhythmus nicht gestört wird.

Menschen, die unter Schlaflosigkeit leiden, tun gut daran, regelmäßig Kopfsalat zu essen; er enthält nämlich ziemlich viel Brom, das ja schlaffördernd wirkt.

Ferner ist es ratsam, täglich eine Portion Chicorée oder Endiviensalat in Ihrem Speisefahrplan einzukalkulieren, da beide einen günstigen Einfluß auf die Leber haben, was wiederum dem „Nachtdenken" (also der Bewußtseinsphase während des Schlafes) zugute kommt.

Stellen Sie Ihre Ernährungsweise auf Ihre individuelle Konstitution ein. Der eine Mensch braucht beispielsweise schwerere Kost als der andere. Versuchen Sie, eine gewisse Ausgewogenheit zu erreichen, damit alle Organe optimal arbeiten können. Sollte Ihre Schlaflosigkeit auf Nervenschwäche zurückzuführen sein, so sorgen Sie dafür, daß Ihre Nahrung ausreichend Vitamine der B-Gruppe enthält. Sie finden sich in allen Vollkornerzeugnissen, grünen Gemüsen, Hülsenfrüchten, Milch, Hefe, Eiern, Maisprodukten und – wenn nichts gegen den Verzehr von Fleisch spricht – Leber.

Lassen Sie sich nicht zur Einnahme fix und fertiger Vitaminpräparate verleiten. Das ist zwar bequem, besser jedoch ist es, den Vitaminbedarf auf natürliche Weise zu decken.

Halten Sie sich nie minutiös an eine bestimmte Diätvorschrift, sondern versuchen Sie statt dessen, sich Ihren tatsächlichen Bedürfnissen entsprechend zu ernähren, d. h. geben Sie dem Verlangen Ihres Körpers nach, und halten Sie sich nicht an anerzogene Ernährungsgepflogenheiten.

7. Kleines Vademecum und Schlußbetrachtung

Die meisten Menschen neigen zur Bequemlichkeit, weswegen eine „Wehwehchen-Gegenmittelchen-Zusammenstellung" in Büchern wie diesem meist den Abschluß bilden.

Nur selten ist jemand bereit, den eigentlichen Ursachen irgendwelcher Beschwerden auf den Grund zu gehen; man zieht es vielmehr vor, das nächstbeste Medikament zu schlucken, von dem man sich eine rasche Wirkung verspricht. Das ist freilich im Grunde nur eine „Vogel-Strauß-Politik", da man auf diese Weise zwar die Symptome bekämpft, die Krankheitsursache aber unberücksichtigt läßt. Man sollte sich dann auch nicht über Rückschläge und Rückfälle wundern.

Das Vademecum dieses Büchleins hingegen ist nichts anderes als eine Nennung verschiedener Formen von Schlaflosigkeit und zugeordnet jeweils eine Anzahl von Mitteln, mit denen man sich zuerst näher befassen sollte, um so herauszubekommen, welches von Fall zu Fall geeignet scheint.

Ehe man sich zur Einnahme eines bestimmten Kräuter- oder sonstigen Präparates entschließt, lese man also nach, was darüber im einzelnen gesagt ist. Auf diese Weise läßt sich die Behandlung auf die Gesamtsituation abstimmen, und man läuft nicht Gefahr, nur Symptome zu bekämpfen.

Übersicht über verschiedene Formen von Schlaflosigkeit

Schlaflosigkeit als Folge von:

– gefühlsmäßig schlecht verarbeiteten Kontaktschwierigkeiten:	Melisse, Solidago
– Energieüberfluß (auch auf sexuellem Gebiet):	Hopfen, Johanniskraut, Dill
– Schlaffheit und unzulängliche Einschlafenergie:	Dill, Johanniskraut
– nicht zur Ruhe kommendem Denken (Nichtabschaltenkönnen):	Thymian, Johanniskraut, Baldrian/ Quassia
– Verwirrung, Unruhegefühle, Ängste und zuviel unbewußte Eindrücke:	Baldrian
– zu großer Müdigkeit, um einschlafen zu können, zuvielen bewußten Eindrücken:	Johanniskraut, Senecio aureus (hom.), Lavendel
– Körperschwäche und ungesunder Lebensweise:	Salbei, Chicorée

– unverarbeiteten Gefühlen und gestauten Emotionen in Verbindung mit Herzklopfen, vor allem im Bett:	Kamille, Anserina
– zu intensiver Beschäftigung mit Idealen, wodurch das Denken nicht zur Ruhe kommt:	Hafer
– Ärger und schlechter Verdauung, auch bei überladenem Magen:	Benediktenkraut, Ignatia (hom.), Pulsatilla (hom.)
– Mißbrauch starker Schlafmittel (mit der Folge immer höherer Dosierung)	Avena sativa
– zu großen geistigen Anstrengungen, insbesondere während der Nachtstunden:	Coffea (hom.)
– Verkrampfungen, auch verkrampfte Situationen, Unvermögen einzuschlafen infolge zu großer Spannungen:	Zincum valerianicum

Die Abkürzung (hom.) hinter einigen Mitteln besagt, daß es sich dabei um homöopathische Präparate handelt.

Man lese stets genau nach, was weiter oben in diesem Büchlein über das betreffende Kraut oder Heilmittel gesagt worden ist.

Achten Sie auch darauf, daß Ihr Schlafzimmer gut gelüftet und nicht muffig, die Temperatur nicht zu hoch ist. Solche äußeren Umstände können sich gleichfalls nachteilig auf den Schlaf auswirken.

Zum Schluß noch ein paar Tips

„Doktern" Sie nie lange herum, wenn spürbare Erfolge ausbleiben. Ziehen Sie lieber einen Homöopathen zu Rate, der auf alle Fälle den in diesem Büchlein entwickelten Gedankengängen aufgeschlossen gegenübersteht.

Getrocknete Kräuter erhalten Sie in der Regel in Reformhäusern oder Drogerien. Auch eine Anzahl von Tinkturen sind dort erhältlich. Achten Sie bei den getrockneten Kräutern auf die Qualität.

Sollten Sie selbst Kräuter sammeln wollen, so bedenken Sie bitte, daß ein Großteil der (noch!) in der Natur vorkommenden Pflanzen geschützt ist. Es kann Sie recht teuer zu stehen kommen, wenn Sie gegen irgendwelche – ortsunterschiedlichen – Naturschutzgesetze oder -verordnungen verstoßen! (Sachdienliche Informationen erhalten Sie bei den zuständigen Naturschutzbehörden.)

Wer sich mit der in diesem Büchlein nur zusammenfassend behandelten Materie ausführlicher beschäftigen will, hat dazu anhand einschlägiger Zeitschriften Gelegenheit.

Nun brauche ich dem Leser nur noch für die Zukunft eine gute Nachtruhe und entspanntes Träumen zu wünschen.

Schlafen Sie wohl!

Bücher aus dem Aurum Verlag

Anton Kimpfler

Die Sinne
Ihre aktive Pflege und Entwicklung

Ein praktischer Ratgeber und therapeutischer Helfer
224 Seiten, Bibliographie, Reg., geb.

Hier erfahren wir alles über den Sinn unserer Sinne. Im täglichen Leben schenken wir ihnen im allgemeinen keinerlei Aufmerksamkeit – ihr Funktionieren ist für uns selbstverständlich. Erst nach krankhaften Beeinträchtigungen oder im Zustand starker körperlicher Erschöpfung merken wir, wie kostbar unsere Wahrnehmungsorgane sind, daß wir ohne sie nicht miteinander verkehren können. Wir müssen aber durchaus nicht abwarten, bis uns eine Krankheit einholt. Es läßt sich eine wache Kontrolle ausüben über all das, was auf uns einströmt – indem wir eine Sensibilität entwickeln für die vielfältigen Prozesse, die sich zwischen den Sinnen und ihrer Umgebung abspielen.

Augen – zu sehen, Ohren – zu hören.
Unsere Sinne – das Tor zur Welt.
Kinder reagieren auf die Reize und Anregungen ihrer Umgebung besonders empfindlich – die Sinne sind eine unentbehrliche Stütze für die körperliche und geistige Entwicklung des Menschen. Von ganz elementarer Dringlichkeit muß es also sein, sich intensiv mit ihnen zu befassen. Hinweise zur Pflege der Sinne sind dabei ebenso wichtig wie das Erkennen von Störfaktoren und Therapiemöglichkeiten. All dies leistet dieses Buch. Es basiert wesentlich auf der von Rudolf Steiner untersuchten, aber noch wenig bekannten Zwölfheit der Sinneszonen, die eine universelle Erkenntnis des Menschen ermöglicht.
Lernen wir rechtzeitig mit unseren Sinnen richtig umzugehen, so entfaltet sich unser Wesen in eine reichere Zukunft.

AURUM VERLAG · FREIBURG IM BREISGAU

Bücher aus dem Aurum Verlag

Jacomine Landman-Kasper

Krebs – Psychische Hintergründe
Positives Denken als Therapie
96 Seiten, kart.

In der Praxis eines Naturheilkundigen hat Jacomine
Landman-Kasper viele Gespräche mit Krebskranken
geführt. Dabei ist ihr aufgefallen, daß sich diese Menschen früher häufig Beschränkungen auferlegt hatten;
d. h. sie hatten nicht das getan, was sie *gern* getan hätten; oder sie hatten eine Abneigung gegen etwas
bekommen, was ihnen einmal lieb und teuer gewesen
war; oder sie waren den gesellschaftlichen Zwängen
nicht gewachsen oder sonstwie enttäuscht und verbittert.

Die Verfasserin geht in diesem Büchlein auf solche
Möglichkeiten und die verschiedenen Charakterzüge
ein und gibt Ratschläge, wie man durch eine positive
Lebenshaltung Krebs abwenden kann.

Aus dem Inhalt:
Gesundheit – Die Moerman-Therapie – Gesunde und
natürliche Ernährung – Mäßigkeit und geistige Funktionstüchtigkeit – Körper, Seele und Geist – Selbsterkenntnis und unsere Leiden – Die Kraft des Gedankens
– Ausgewogenheit des Denkens – Wie erwachsen sind
wir? – Das Zauberwort »Glück« – Über die psychischen
Aspekte von Krebs – Ein herzhaftes Lachen wirkt Wunder – Arbeit schützt vor dreierlei Übel – Müssen wir
unbedingt Urlaub machen? – Der Weg zur inneren Freiheit – Die Heiligung des täglichen Lebens – Der Triumph des Geistes – Wie gewöhnt man sich das Krebsen
ab? – Tips zur Erlangung einer positiven Lebenseinstellung – Psychotherapie im Rahmen der Schulmedizin –
Der Segen der Krise – Das Geheimnis des Lebens – Die
allumfassende Liebe – Der innere Frieden – Krebs bei
Tieren – Praktische Erfahrungen – Die richtige Beurteilung der Situation – Die Ansichten Rudolf Steiners.

AURUM VERLAG · FREIBURG IM BREISGAU

Swami Vishnudevananda

Das große illustrierte Yoga-Buch

Mit einer Einführung von Dr. Marcus Bach

3. Aufl., 400 Seiten mit 151 Abbildungen, ausführlichen
Trainingsübersichten und -tafeln, Register

In einer leicht verständlichen Darstellung und in klaren
Definitionen erfahren wir hier Techniken, die so alt
sind wie der Osten und doch so neu und umfassend wie
unser wachsendes Wissen vom Gesetz des Kosmos. Die
ausführlichen Trainingsübersichten und -tafeln sind
dabei von besonderem, praktischem Wert. Der Autor
gilt als einer der größten Kenner des Hatha-Yoga in
unserer Zeit. »Die Sprache ist frisch und zupackend.
Eine lohnende Lektüre, auch für Skeptiker.«
(Welt am Sonntag)

Siegfried Scharf

Die Praxis der Herzensmeditation
– Wort-Meditation – Liebe-Strahlung – Heil-Meditation –

Ein Weg für den westlichen Menschen
als Synthese christlicher Gebetspraxis
und östlicher Meditationsweisen

112 Seiten

Die vorliegende Schrift kommt dem Wunsch nach ech-
ten und raschen Fortschritten in der Meditation, nach
meditativer Vertiefung und nach Sicherung des Medita-
tionserfolges entgegen. Sie stellt eine betont praktische
und einfache Anleitung dar, die es ermöglicht, ohne
großen Aufwand zu beginnen und erfolgreich zu sein.

AURUM VERLAG · FREIBURG IM BREISGAU

Bücher aus dem Aurum Verlag

Detlef I. Lauf

Geheimlehren tibetischer Totenbücher

– Jenseitswelten und Wandlung nach dem Tode –
– Ein west-östlicher Vergleich mit psychologischem Kommentar –

Mit einem Vorwort von F. Spiegelberg

3. Aufl., 310 Seiten, reich illustriert, mit viels., bisher unbekanntem Bildmaterial, 4 Farbtafeln und 8 Schwarz-weiß-Tafeln, Übersichten, Tabellen, Literatur-Verzeichnis, Glossarium und Register. Leinen mit Goldprägung und ill. Vorsatz.

Aus der reichen Tradition tibetischer Geheimlehren zeigt dieses Werk alle Nachtod-Visionen, die – Abbild tiefster Lebenserkenntnisse tibetischer Gurus – über den Tod hinaus in mögliches neues Leben führen. Ein vielseitiges, bisher unbekanntes Bildmaterial zu den Initiationen des Totenrituals bereichert die ausführliche Darstellung.

Ian Stevenson

Reinkarnation

– Der Mensch im Wandel von Tod und Wiedergeburt –
20 überzeugende und wissenschaftl. bewiesene Fälle –

Mit einem Vorwort von C. J. Ducasse

5. Aufl., 416 Seiten mit vielen Tabellen und Übersichten sowie Index

Diese Arbeit untermauert den Glauben an die Wiedergeburt erstmals mit wissenschaftlicher Beweisführung anhand von 20 Fällen wiederholter Erdenleben. Viele Fragen unseres Lebens lassen sich nur dann sinnvoll beantworten, wenn wir an die Möglichkeit erneuten Lebens glauben. *Reinkarnation* zeigt, daß Menschen mehrfach auf der Erde gelebt haben und unter uns leben. Dieses Buch wird zum Zeugnis der Wandlung des Menschen in Tod und Wiedergeburt.

AURUM VERLAG · FREIBURG IM BREISGAU